中国中医药

传承与文化自信研究

井 晶 著

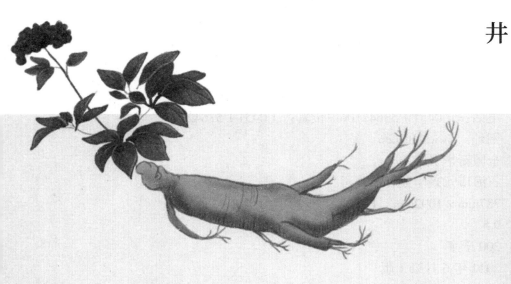

黑龙江科学技术出版社

图书在版编目（CIP）数据

中国中医药传承与文化自信研究 / 井晶著 . -- 哈尔滨 : 黑龙江科学技术出版社，2022.6（2023.1 重印）

ISBN 978-7-5719-1400-4

Ⅰ . ①中… Ⅱ . ①井… Ⅲ . ①中国医药学—文化研究—中国 Ⅳ . ① R2-05

中国版本图书馆 CIP 数据核字 (2022) 第 079173 号

中国中医药传承与文化自信研究
ZHONGGUO ZHONGYIYAO CHUANCHENG YU WENHUA ZIXIN YANJIU

作　　者	井　晶
责任编辑	陈元长
封面设计	邓姗姗
出　　版	黑龙江科学技术出版社
	地址：哈尔滨市南岗区公安街 70-2 号　邮编：150007
	电话：（0451）53642106　传真：（0451）53642143
	网址：www.lkcbs.cn
发　　行	全国新华书店
印　　刷	三河市元兴印务有限公司
开　　本	787mm×1092mm　1/16
印　　张	9.5
字　　数	200 千字
版　　次	2022 年 6 月第 1 版
印　　次	2023 年 1 月第 2 次印刷
书　　号	ISBN 978-7-5719-1400-4
定　　价	60.00 元

前　言

在社会剧烈变化的现当代，中医药理论创新滞后，这让中医药文化遭受了生存危机。中医药生存危机的背后是中医药文化的不自信，怎么让中医药文化继续传承，让中医药文化自信起来，值得我们深入思考。本书就中医药传承与文化自信进行了较为广泛的研究，以期较为全面地认识中医药文化自信，促进中医药文化的传承与发展。

本书第一章厘清了中医药、中医药文化的概念和基本内涵，研究了中医药文化理论自信的渊源。第二章研究了中医药文化失信的原因，中医药文化失信不仅是中医药理论与研究的异化、实践的歧途，以及中医药治疗手段本身的不足造成的，而且病因学的改变也让中医药理论失去了部分根基。第三章研究中医药传承与传播的危机与挑战，在时代的变迁中，传承中医药文化具有重要的意义和价值。第四章研究了中医药文化传承的新境域，以及中医药的未来发展道路。时代变迁不仅给中医药文化传承带来了危机，而且给中医药传承提供了历史机遇。把握这种机遇，构建新的理论框架是中医药发展的大道。第五章至第十章分别从中医药文化遗产的保护与传承、临床疗效、中西医融合、中医药传承人才的培养、区分中医药的科学与人文文化、中医药"走出去"等方面研究了中医药文化自信之路。

本书对中医药文化自信进行了较为全面的研究，是中医药文化自信相关研究的有益助力。由于笔者的学识水平及认识水平有限，文中难免有不足之处，敬请读者及同仁谅解。

前 言

目　录

第一章

中医药文化与文化自信

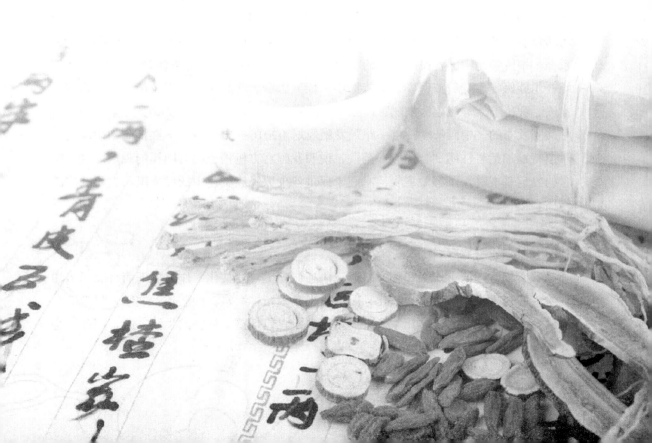

第一节　中医药与中医药文化

一、中医药

从字面上来讲，中医药应包含中医和中药两个部分。根据《辞海》（第六版彩图本）的解释：“中医”是“中医学”的俗称，而中医学的全称是“汉族医药学”；“中药”即“中药学”，是指在中医理论指导下研究中国传统药物基本理论、临床实践，以及药物的采集、炮制、药效等相关问题的学问。百度百科上对“中医药”的定义：“中医药，是包括汉族和少数民族医药在内的我国各民族医药的统称，反映了中华民族对生命、健康和疾病的认识，具有悠久历史传统和独特理论及技术方法的医药学体系。”可见，中医药学是在中国传统哲学思想的基础上发展而成的一门学问。

但在实际应用中，“中医药”的说法是在19世纪初西方医学正式传入我国之后才开始使用的，是为了区别于西洋的医药理论而赋予我国传统医药学的一个较新的名称。从中西方医药体系对比角度讲的“中医药”并非仅仅指“汉族人的医药”。另外，我国历史悠久，因战争、迁徙等，汉族与少数民族不断产生文化的交流与融合。

《中国大百科全书》对“中医学”的解释可以印证以上看法：“中华民族在长期的医疗、生活实践中，不断积累，反复总结而逐渐形成的具有独特理论风格的医学体系……中医学是中国各民族医学的总称，主要包括汉族医学、藏族医学、蒙古族医学、维吾尔族医学、朝鲜族医学、壮族医学、傣族医学、彝族医学，以及苗族、拉祜族、畲族、鄂伦春族等民族医学。”国家中医药管理局、国家发展和改革委员会2017年1月共同发布的《中医药“一带一路”发展规划（2016—2020年）》在提到“中医药”时也特别加括号注明“含民族医药”，说明我国官方机构也持有同样的观点。这一概念的界定基本尊重了客观事实，有利于促进各少数民族文化中的优秀医药文化的广泛传播。

二、中医药文化

“文化”一词有广义和狭义之分。段连城先生对“文化”作过如下简短而通俗的阐述：“在日常用语中，‘文化’一般指人类的精神财富，如艺术、文学、哲学等。在社会学的意义上，‘文化’含义要广得多，它包括整个社会的生活方式，因此社会中的每个成员都是有'文化'的人。西方人常讲东西方文化的汇合和冲突等，指的就是广义的文化。"英国文化学家泰勒（Edward Tylor）在《原始文化》一书中给出了"文化"的定义："文化，或文明，就其广泛的民族学意义来说，是包括全部的知识、信仰、艺术、道德、法律、风俗，以及作为社会成员的人所掌握和接受的任何其他的才能和习惯的复合体。"该定义显然是从广义的概念上来讲的。《现代汉语词典》（第6版）中给出的定义："人类在社会历史发展过程中所创造的物质财富和精神财富的总和，特别指精神财富，如文学、艺术、教育、科学等。"该定义也是从广义上阐述"文化"的概念，但特别强调了"精神财富"，即认为"文化"还是以狭义概念为主。

"中医药文化"中的"文化"是一种狭义的"文化"概念，既包括中医理论，也包括中医理论赖以形成的中国传统哲学思想等文化要素；既包括"辨证论治""治未病"等中医治病理念，也包括中草药、方剂、针灸、推拿、按摩等。2005年8月，安徽黄山召开的全国第八届中医药文化研讨会在国内首次明确了"中医药文化"的初步定义："中医药文化是中华民族优秀传统文化中体现中医药本质与特色的精神文明和物质文明的总和。"此后，北京中医药大学的张其成教授在《中医文化复兴是中医复兴的重要途径》一文中进一步提出了中医药文化的研究范围："包括中医药形成的文化社会背景、中医药的语言文献、中医药发生发展历史、中医药学的思维方式、哲学思想、价值理念、文化功能、人文精神、中医药区别于其他医学的文化特征、中医药学发生发展的总体规律、中医药学未来的发展方向、历代名医的生平及所处历史背景、医家学术思想形成的条件及传承等。"张其成教授指出的这些研究范围既为我国中医药文化的发展指明了方向，也为中医药文化外宣翻译工作明确了内容和重点。

三、中医药文化的基本内涵

（一）气一元论的整体恒动观

中医药学的本体观是气一元论，是中医药天人合一的整体观、恒动变易的系统有机论思想的源头。

中医药学吸收了中国哲学的精气学说，形成了独具特色的中医药气学理论。"气"是《黄帝内经》中应用得最广泛、最普遍的概念，《黄帝内经》认为气是天地万物的本原，"天地合气，命之曰人"，并以阴阳二气为中介说明人与自然密切相关而有"生气通天"之说，又以五行之气说明人体内部五脏之间的资生制约关系，其他如运气学说以三阴三阳和五行之气说明人体、疾病与自然气候的联系，以"六气（指人体精、气、津、液、血、脉）源于一气"说明人体各种生命基本物质之间的联系，以"百病皆生于气"说明病因与发病的关系，等等。

中医药学气一元论的本体观，可以关照到整体、分化、内在矛盾和相互作用，是一种关系性思维；西医吸收了古希腊机械唯物主义的原子论和元素论的本体观，注重的是粒子、实体、组合、可分解性和外部作用，是结构性思维。"四时之法成"，"生之本，本于阴阳"。从某种意义上说，国学就是关于"生"的学问——生生之学、生命之学，中华传统文化就是生命文化。《周易》中说："生生之谓易。""天地之大德曰生。"医易同源，《周易》是"生生之道"，中医是"生生之具"。"具"就是器具、工具。儒、释、道注重生生之道、生生之德。而在中医看来，"人身小天地，天地大人身"。天地和人身就是一个同构、同序的生命体。中医不仅注重生生之道、生生之德，而且注重生生之具、生生之法。因此，不可忽视中医药在中华传统文化中的地位。医家是与儒、释、道三家并立的中华传统文化四大支柱之一。儒、释、道、医的关系可以用一张太极图来说明。

在太极图中，儒家是白的，是阳刚。儒家的基本精神是乾卦阳刚的精神，自强不息、刚健有为、勇往直前、百折不挠、昂扬向上。道家是黑的，是阴柔。道家的基本精神是坤卦阴柔的精神，厚德载物、柔弱虚静、自然无为、居下不争、以柔克刚。佛家在太极图外面一圈，因为佛家讲究"空性""四大皆空""五蕴皆空"。医家则是中间的曲线。中医药讲阴阳调和。有人认为中医药太简单了，一个人有病叫阴阳不和，治病叫调和阴阳，病治好了叫阴阳调和了。医家讲调中，儒家讲中庸，道家讲中道，佛家讲中观。儒、释、道、医四家"你中有我、我中有你"，圆融和谐，共同构成了中华传统文化"阴阳中和"的基本精神。

"阴阳中和"是中华优秀传统文化的核心价值追求，也是生生之道的基本保证。《周易》说："保合太和，乃利贞。"儒家提倡："中也者，天下之大本也。和也者，天下之达道也。致中和，天地位焉，万物育焉。"道家《道德经》讲："万物负阴而抱阳，冲气以为和。"佛家讲"中观"——大乘佛学中观派以"八不"中道来解释空性。而"中和"思想在中医药中体现得最为彻底。试想如果没有"中和"，天地万物怎么可能生生不息，人体生命怎么能健康长寿呢？

医乃仁术，"仁"充分体现了"生生之德"。朱熹说："仁者天地生物之心，而人之所得以为心者也。"戴震更是直接提出"仁者，生生之德也"。儒家把"生生之德"落实在人伦关系上，医家则落实在治病救人上，"大医精诚"的"仁德"标准是医者的基本道德操守和行为规范。明代医家陈实功提出"先知儒理，然后方知医理"，古代中国大批的儒医、道医、佛医把中华文化核心价值理念和精神落实到了医学上。

（二）"象数思维"的传统文化思维模式

中医药学传承《周易》的逻辑，采用据象归类、取象比类的整体、恒动的思维方法，建构了天人之间、人的各部分之间相合相应的理论体系。中医药是以《周易》为代表的"象数思维"的最佳体现者、贯彻者和运用者。"象"原指直观可察的形象，即客观事物的外在表现。中医之"象"已超出了具体的物象、事象，而成为功能关系、动态之"象"。由静态之"象"到动态之"象"，由具体之"象"到功能之"象"，使无序的世界有序化，使人体与宇宙的关系有序化。

中医离不开"象"，如藏象、脉象、舌象、药象等。例如，在分析人的生理功能结构时，将人体脏腑、器官、生理部位和情志活动与外界的声音、颜色、季节、气候、方位、味道等按"象"（功能属性）分门别类地归属在一起。《黄帝内经·素问·五脏生成》记载："五脏之象，可以类推。"比如，心脏的基本功能是主神明、主血脉，宇宙万物中的赤色、徵音、火、夏、热、苦味、羊、黍等均可归属于心。五脏均以此类推。这种取象的范围可不断扩展，只要功能关系、动态属性相同，就可无限地类推、类比。如果客体与之发生矛盾，那就只能让位于功能属性。中医有一个"左肝右肺"的命题很说明问题。肝在人体的右边，为什么说"左肝"呢？其实这是从功能、动态属性上说的，肝有上升、条达的功能，故与春天、东方等归为一类，东方即左边。所以，"左肝右肺"并不是从解剖学（"形"）上说的，而是从功能（"象"）上说的。中医在认识疾病的过程中也是据象类比，中医重"证"不重"病"。将各种病症表现归结为"证"，如眩晕欲扑、手足抽搐、震颤等病症都具有动摇的特征，与善动的风相同，故可归为"风证"。"证"就是一种典型的"象"。

"象"和"数"是联系在一起的。"象"是可分的，如藏象可分为五类，也就是五脏，或者说五大功能系统。八纲辨证则是把病证分为阴、阳、表、里、虚、实、寒、热八类，当然相互搭配还可分出更多的类。此外，"象数"中具体的"数"往往不是定量，而是定性。例如，《黄帝内经·素问·金匮真言论》中的八、七、五、九、六实际上就是五脏的肝、心、脾、肺、肾，这是依河图五行成数配五脏。

中医象数思维模型可以概括为"气—阴阳—五行"模型。"气"是中华生命文化的核心。中医遵从"元气论""气本论"的传统，将"气"看成是人体生命的本源、本质，"气化"运动是生命发展变化的源泉。"气"是连续不断、流动有序的，是介于有形有状的粒子与无形无状的虚空的中间状态，可双向转换。中医认为"气"既是生命的最小物质，又是生理的动态功能，是生命的能量。"气"的生命观必然导致中医学整体性、功能性、直觉性的特征。

阴阳和五行是"气"的分化和表现形式，也是中医"象数思维"的基本模型。中医认为人体和宇宙万物一样充满"阴阳"对立统一关系。"阴阳者，天地之道也，万物之纲纪，变化之父母，生杀之本始，神明之府也。"《黄帝内经·素问·阴阳应象大论》用"阴阳"来阐释人体组织结构、生理功能、病理化、疾病的诊断辨证、治疗原则及药物的性能等。五行实际上是阴阳的细化，两对阴阳（水和火，木和金）加一个中土就是五行。中医以五行为纽带，以五行与五脏的配属为核心，将器官（五官）、形体（五体）、情志（五志）、声音（五声），以及方位（五方）、季节（五时）、颜色（五色）、味道（五味）、生化（五化）等纳入其中，以此说明人与自然的统一性、人本身的整体性。并用五行的生克乘侮来说明各种联系，如五脏中每一脏都具有生我、我生、克我、我克的生理联系。这种联系把五脏构成一个有机的整体。病理上相生代表母病及子、子病犯母的传变过程，相克代表相乘（相克太过为病）与相侮（反克为害）的传变过程。五行模型还广泛地用于诊断、治疗等方面。

中医思维模式与西医乃至近代实证科学的思维模式大异其趣。中医注重整体、功能、直觉的思维方法，西医注重分析、结构、实验的思维方法。方法论的不同表明本体论的差异。众所周知，原子论是古希腊哲学的重要组成部分，也是西方哲学的重要传统。原子论认为原子是世界本原。要认识"原子"，必须采用分析、还原的方法。统观西医演变的历史，其实一直都在运用这种方法，去探求构成人体生命的最基本元素。

中医药学从一开始就没有走向机械分析之路，而是采用横向的、有机的、整合的方法。中医认为人不是一个可以不断分制的东西，而是一个有机的、开放的系统。人体内的小时空对应体外大时空，对应大宇宙的天时、物候、方位及万事万物。从整体、宏观、动态、联系上认知生命，是中医的强项，也无疑是生命科学的大方向。但也不能忽视中医不重量化、不重分析所带来的负面效应：生理病理上细节不清、结构不明、定量不够，诊断辨证上带有较大的"艺术性"、模糊性，理论框架的万能化甚至僵化等，造成了中医发展缓慢，以及中医与现代科学的隔阂。

（三）"仁和精诚"的核心价值观

中医药学的基本理论、道德信念、行为规范、临床诊疗、养生实践无不体现中华文化的核心价值观念，可以把中医的核心价值观念概括为"仁和精诚"四个字。

"仁"是中医人的最基本要求，体现了中医从业者仁者爱人、生命至上的伦理思想。医生的责任在于传承阴阳之道、完善天地本性，在于治病救人。中医学作为"生生之具"是帮助人类生命健康长寿，以及呵护人类生生不息的工具和技术。中医的最高道德理想是能够参赞化育、效法天道、救治生命，以实现"生生"仁德。

"和"是中医追求的最高境界，体现了中医人崇尚和谐的价值追求。中医认为一个健康的人必须做到人与自然、人与社会、人自身形与神三个层面的和谐。中医认为"天地合气，命之曰人"，人之所以会生病，就是因为失"和"——违逆了天地阴阳四时的规律，进而引发自身阴阳失和，于是治疗疾病就需调和致中。进而言之，中医提倡医患信和、同道谦和，强调医疗行为中各种关系的中和、和谐之美，"和"表达了中医药观念和方法、手段和目标的统一。

"精"是中医职业精神的最高概括，体现了对医者的职业要求。生命至重，有贵千金。所以对医术的要求至高，必须做到至精。孙思邈《大医精诚》认为，医道是"至精至微之事"，所以要求：从医者首先要有精湛的医术，习医之人必须"博极医源，精勤不倦"。《礼记》上说"医不三世，不服其药"，意思是没有研究透彻《黄帝内经》《神农本草经》《脉诀》"或《伤寒杂病论》"这三世之书，不能算称职的医生，不敢服用他开的药。在后世医学教育、医疗实践中，对医生的职业素养要"精"的要求一以贯之，成为中医的核心价值追求之一。

"诚"是中医行为的最高准则，体现了中医人格修养的最高境界。孙思邈《大医精诚》要求医者必须诚心救人，"凡大医治病，必当安神定志，无欲无求，先发大慈恻隐之心，誓愿普救含灵之苦"。要有"见彼苦恼，若己有之"感同身受的心，"普同一等，皆如至亲之想"，"亦不得瞻前顾后，自虑吉凶，护惜身命"，且不得"自逞俊快，邀射名誉""恃己所长，经略财物"。"澄神内视，望之俨然。宽裕汪汪，不皎不昧"的大医之体是"诚"的形象写照。

第二节　中医药文化自信的根源

一、理论基础是增强中医药文化自信的学理根源

中医具有双重属性：科学与文化。科学是中医发展的基础，文化是中医发展的核心。中医药文化自信的学理根源在于其自身的理论基础，这是证明中医药文化存在合理性和合法性的关键。近代以来，否定中医的文化虚无主义思潮都是没有历史唯物主义的批判精神，所谓好就是绝对的好，一切都是好的；所谓坏就是绝对的坏，一切都是坏的。这是用一种形式主义的错误方法来看待这个问题。例如，中医是否科学成为困扰中医药文化自信的问题之一。"科学"应如何界定呢？学界主要形成了以下几个判断：思维形式论认为，科学是应用定理、范畴、定律等思维形式来反映客观世界各种物质现象的本质和规律；知识体系论认为，科学是经过实践检验的，是关于客观世界中万事万物的本质及其规律的一整套知识体系；实践范畴论认为，科学是人类实践活动的重要范畴，是系统化的、关于客观世界的知识。

到目前为止，学术界虽还没有一个公认的关于"科学"的定义，但公认衡量"科学"的标准离不开"数字描述、逻辑推理、实践检验"这三个最基本的判定指标。应该说，前三种观点是广义的"科学"，而公认衡量标准是狭义的"科学"。

就狭义的"科学"而言，中国古代是不存在"科学"的，而西方的"科学"也是

从第一次工业革命开始形成的。李约瑟（Joseph Needham）曾指出："中国古代有科学，但它是经验的而不是理论的准科学。"中医是中国传统科学的结晶。我们应该承认它不是狭义的"科学"，因为狭义的"科学"是从现代意义上界定的"科学"。毛泽东曾指出："中医是在农业和手工业的基础上产生出来的。"中医是农业文明的产物，必然带有直观性、模糊性和主观性等特征。中医也不可能通过数字描述和实验室检验这两种方式揭示病因和病理。但中医作为解决人类生命健康、防病治病的实践科学，因其与人体发展规律契合而具有长远且普遍的科学性。从广义的"科学"来理解，中医是科学。

中医学是研究中医的基本观点、概念、原理、规律、原则等的系统化、理论化的一门学科。中医学以中国古代哲学思想及思维方式为指导，主要吸纳了中国古代哲学中"气一元论""阴阳五行""形神观""天人合一""和合致中""道法自然"等重要的哲学思想，运用"扶正祛邪""辨证论治""三因制宜""因时而变""立象尽意"等来解释中医中遇到的问题。这些理论和思想也成为中医学理论体系的重要内容。中医理论体系中法、药、理、方比较成熟和完备，这些由古人发现和总结的人体及自然规律经过上千年临床实践的检验，其疗效和作用是确凿无疑的。中医学利用经络学说、藏象学说和气血精津液等来阐述正常的生命现象、特征和规律；通过由七情六淫、瘟疫、劳逸失当、饮食不当、胎传、创伤等因素致病、发病和病机（"望、闻、问、切"四诊法）三个组成部分的病因学说，来研究中医中遇到的病因及特点；等等。就中医学科体系的结构而言，中医学主要包括临床医学、基础医学及养生康复医学三类。秦汉以来，中国传统科学以气论和阴阳五行学说为哲学基础，形成了五个研究范式，即天文学、地理学、数学、农学、医学，并形成研究宇宙万物的数学模式、历法模式和物理模式。中医学作为中国传统科学，不是几何、数学、公理的科学，而是一种广义的科学，是一种经过逻辑推理的模型论科学。

模型论科学认为："关于科学解释，是构造出一个模型（把理论类比为一簇与经验同构的模型），用建构模型的方法解释万物，形成理论。'同构'概念被用来解释科学对象和理论之间所具有的物理与数学关系。模型是逻辑演绎与推理理论的一种验算形式，是一种理论化的形式。"根据模型所包含的范畴，主要包括两类，即思维模型和物质模型。物质模型主要是以模拟实验的形式进行；思维模型主要是在人脑中形成的，并利用它进行数学验算、逻辑推理和思想实验。思维模型可以借助想象的形态或者线条、符号，按照一定的形式组合来反映和描述客观事物。西医主要运用模型来反映病理、生理和心理过程。而在中国，伏羲始创太极八卦图，开创了用模型论科学来揭示万事万物本质和规律的先河。《黄帝内经》的创著，也是利用思维模型来揭示致病、病理、防病等规律。其中，逻辑推演出的主要思维模型包括五行模型、阴阳模型、河洛卦象数理模型、干分支模型，统称为"符号图象数模型"。这种模型最大的特点就是形象性。一是客观事物所外化出来的形象或者现象，人们根据感官直接感知它们。例如，中医通过"望、闻、问、切"四诊法来感知患者显露在外的特点和表征，获得"象"，如脉象、面象、舌象等，这些都是带有现象性的特征。二是依靠意象或者象征来建构推理得出结论。例如，中医通过藏象、五行、阴阳和气等意象概念或者模型来进行建构、推理、隐喻、类比、联想等活动，进而得出结论。阴阳模型和五行模型是中医学最基本的模型，是中医学建构与发展的关键。虽然中医学的思维模型能进行简单的运算操作，但却不作为定量的依据，只作为推论和定性的基础，所以说这个思维模型是定性的而非定量的。模型论科学是科技哲学中的一个重要概念，用模型论科学来审视中医学本身，中医就是科学，即是模型论科学。

就科学的主观形式而言，科学的表现形式是多元、多样的，同一科学可以采用不同的学理基础和不同的语言表达形式。目前，对科学的界定，大多遵循西方的衡量标准，但科学不是只有一种衡量标准、一种表现形式。中医科学与西医科学有各自的界定，而西医的科学方法并不是获得科学知识的唯一路径和方式。在对中医是否科学的界定问题上，往往将西方的哲学理论和思维方式作为批判标准，把东方的阴阳平衡理论和系统整体思维作为非科学的，把西方重分析与重实证确认的思维方式视为唯一科学的思维方式。美国学者恩格尔（George Engel）指出："西方医学的法则遵循还原论方法的生物医学模式。它已经成为文化上的至高命令，也就是说，它现在已经获得教条的地位。它认为所有的疾病行为现象都必须用物理及化学原理来解释，这是还原论的方式。它认为，任何不能作出阐述的现象，都必须排除在疾病范畴之外，这是一种排外主义的办法。它把敢于向生物医学疾病模型的终极真理提出疑问和主张建立更有用的模型的人视为异端。"美国《补充与替代医学杂志》总编辑约翰·威克斯（John Weeks）认为："所有医学都必须通过大样本、部分双盲、多中心、随机对照的临床试验方法来验证有效性，这是一种'医学殖民主义'。"不同的文化体系产生不同的表现方式、认知思维模式、学术标准、评价方法和不同形式的科学或知识体系。当下，多数专家学者都赞同将科学划分为西方科学和东方科学两个体系。西方科学以还原论为主流认识方法，东方科学以整体观为主流认识方法。美国食品药物管理局发布的指导文件表示："赞同中医和西医是人类医学两个体系，中医是整体医学，改变了过去把中医学称为补充替代医学的说法。"

中医是中国传统科学的典型代表，与中国传统科学一样，中医在发展过程中有一套自己完整的理论体系，融合自然科学和人文科学，实现科学与文化、中医学和哲学的双重统一，在几千年的发展历程中形成了覆盖人类生命全过程的疗效确切的医学科学。实践证明，中国传统科学中的模型思维在中医学领域的应用具有极大的优越性。

因为中医模型思维不仅能够阐释和发现人体病理、生理及其变化发展的过程及规律，而且在中医治疗、诊断和预防等临床实践方面皆是有用和有效的。中医思维模型的优势体现在生命观、疾病观、治疗观和医学观上。医学观的优势体现在人与自然和谐统一的综合医学思维方式；疾病观的优势表现在从全局和整体的视角上认识和判断疾病是否是由正气不足、邪气盛，即人体机能失衡导致的；治疗观的优势表现在从辩证和整体的思维方式调节人体机能失调的状态、防治和养生思想；生命观的优势表现在功能、动态、整体、精神等层面上，对复杂生命现象及其规律的全面把握、正确理解和直觉判断。所以，中医药文化自信的学理根源是中医学，理论基础是科学，这是其存在的合理性和合法性依据。

二、精神实质是增强中医药文化自信的价值根源

中医药文化自信包括中医制度文化自信、中医精神（价值）文化自信和中医物质文化自信。而中医药文化自信的价值根源是中医药文化的精神实质。从价值意蕴来解读中医药文化自信，必须牢牢把握中医药文化价值合理性这一核心要素，把握好贯穿于中医致病、治病、防病全过程的价值系统及其表现形态。中医从创立至今繁盛不衰的根源在于其本身拥有一套成熟的文化价值体系（中医吸收中华优秀传统文化精华，历经千年的实践发展与积淀，形成了独具特色的关于生命、自然、医道、疾病、养生及治疗等一系列的价值观）。中医药文化价值体系是中医药文化的核心理念与魅力所在，并被历代中医传承与信奉。

中医药文化的核心价值，从主体观的视角来看，是"人为本"；从价值观的视角来看，是"心术仁"；从道德观的视角来看，是"医精诚"；从思维观的视角来看，是"天人和"。

"人为本"是中医药文化价值的宗旨。"人"的含义有两个：一是微观层面上的个体患者；二是宏观层面上的人类生命。"人为本"体现了中医中的生命本位救死扶伤、悬壶救世的宗旨，表现为对生命的敬畏，尊重生命，珍惜生命，关爱病人，"天覆地载，万物悉备，莫贵于人"，表现了为患者着想的人文关怀和人文精神。

"心术仁"是中医药文化价值的核心。"仁"有两个含义：一是仁心；二是仁术。"仁术"体现了中医对医生职业道德的要求。医生的职责是挽救生命，完善天地人的本性，传承阴阳五行之道。"仁者，人也。""仁者，爱人。""医乃仁术。"中医本身就是作为促进人类生命健康长寿，以及呵护人类繁衍生息的手段和技艺，因此良医必然具备高尚的医德和医术、兼具仁爱之心。

"医精诚"是中医药文化价值的原则。"精"有两个含义：一是医道精；二是诊疗精。"医精诚"体现了中医对文化医生的要求，不仅要求医生精通医学，追求精湛的医术，

"医不三世，不服其药"（《礼记·曲礼》）；而且要求他们有高尚的人格，"必取心地诚谨，术业精能者"（《冷庐医话》），对病人心怀至诚。"医精诚"要求医生具备职业素养——"精诚"。"凡大医治病，必当安神定志，无欲无求，先发大慈恻隐之心，誓愿普救含灵之苦。"（《大医精诚》）习医之人必须"博极医源，精勤不倦"（《大医精诚》）。

"天人和"是中医药文化价值的本质。"和"是指在中医的致病、治病和防病过程中要求遵循"道法自然"的规律。奉行天人合一理念，视天道为人道。具体而言，"和"在中医中指一种平衡的状态，主要表现为和五味、和五行、和五季、和五气、和阴阳、和五脏、和经络、和五方等防病、治病的思维方式和方法。例如，"人与天地相参也，与日月相应也"（《黄帝内经》），"人以天地之气生，四时之法成"（《素问》），"天地合气，命之曰人"（《黄帝内经》），和谐的目标是实现"人与自然的统一""形式与精神的统一"的"和谐"与"中和"的平衡状态。"天人和"表达了中医在理念、思维方式、手段及目标等方面的统一。

这些中医药文化的核心价值体现了中华民族厚德载物、尊重生命、生命至上的人文精神，是中医发展至今最重要的合理内核，也是中医事业发展壮大的不竭动力，已成为中华优秀传统文化的重要标志。中医药文化自信除了源自中医药文化的核心价值，还源自中医自身的特有优势。

一是理念，即运用辨证论治方略，整体论治。中医把人的整体生命而非具体的某个部分和结构作为研究对象。把人作为一个整体看待，"宇宙大人体，人体小宇宙"，用整体辩证思维研究生命的变化。这个整体观有两个含义：人体自身构成一个生态循环系统；人体与外界环境组成一个有机整体。中医认为，人与外部环境是紧密联系的，因此必须重视节令、气候、地理环境和昼夜等对人体的影响。生病被认为是生命整体的不和谐或者失衡。这种中医理念贯穿中医的各个领域和环节，最终达到人体自身内部整体的"和"，以及人体与外部环境之间的"和"。

二是特点，即医药取材自然、同源同构。药食同源，料取自然，与天地融为一体，无毒、安全、无副作用，这是中医的一大优势。"药"在《说文解字》中解释为"治病草也"。古代人既食"草"以治疗疾病，又食"草"以解决温饱。根据"草"的不同功效和作用来区别"药"与"食"。"药食同源"即中医药与食疗两者的起源是一致的。飞禽走兽、巨龙细虫、飞瀑流泉、春华秋实、丹石黄土、海鲜鸣蝉都可入药。《神农本草经》中记载大约有 50 种食物可以补养身体，有 365 种药物可以长期服用，食疗方有 6 首。《本草经集注》首次把药物分成 8 个种类，其中谷类、菜、果属均为食疗食物。五谷、五味、五果、五畜、五菜、五药均取自然。《周礼·天官·疾医》中提到"以五味、五谷、五药养其病"。而《黄帝内经太素》把五果、五畜、五谷、五菜作为药食同源的材料。它们既可为食物，又可充当药物，以达到治愈疾病的目的。

三是优势，即效、廉、简、便。实践证明，中医诊疗效果确切，具备有效、安全和低毒的优势。"效"，即有效，主要体现在预测未来的疾病，以及医治老年病、慢性病和疑难杂症等方面。中医不仅对常见病有效，而且对多种因素致病的复杂疾病，如老年病、慢性病等有一定的效果，因此中医迎来了大发展的春天和契机。"廉"主要体现在：中国作为人口大国，以较低的医疗卫生投入基本实现了医疗体系的全民覆盖，保持着较高的人均平均寿命，而中医在其中发挥着不可替代的重要作用。中医运用辨证论治的思想，主张因人施治，发挥整体观念和辨证论治的思想和原则开出复方，这具有单味药所无法比拟的调节功能。而西方国家重视中医的重要原因除了疗效较好之外，还有费用低廉，以及中医可以通过"望、闻、问、切"达到辨证论治的目的。"简"，即大道至简，这是中医的又一优势，主要表现为化繁为简。"便"，主要是指中医就地取材，不依靠复杂的仪器设备，采用简单的治疗手法和手段简单，能够很好地解决普通民众的疾病问题。

中医在实践方面注重养生和"治未病"，形成一套独具特色的养生理念和方法，很容易融入人民的日常生活。中医主张"人与天地相参也、与日月相应也"，提倡清淡饮食，讲究"温凉平衡"，认为健康与生活方式紧密相关，强调"有节、有常"，以德养生，以仁养寿，实现"形、气、神"三者的统一。这些优势及中医凸显出来的疗效，是中医在西方世界大受欢迎的主要原因。因此，无论什么形式的医学，只要真正解决了人类生命的健康问题，真正治愈了疾病，给全人类带来福祉，就是好的医学体系。而西方的数理逻辑不是验证医学真理的唯一标准，疗效也能成为验证医学真理的重要标准。

三、主体自觉是增强中医药文化自信的实践根源

文化的原动力，显然在人的自身。因此，中医药文化自信的实践根源是主体自觉。这要求中医共同体必须坚守中医本原，光大创新中医药文化，实现中医药文化的自省与自觉。

第一，坚守中医本原，实现中医药文化自省。坚守中医本原，就是坚持中医的施诊理论和核心价值，这是中医的根本，是对中医药文化的肯定与认可。从伏羲始创太极图、研制九针，到神农尝百草、著《神农本草经》，首开中药学先河；从《黄帝内经》"列阴阳之候，彰死生之兆，终成中医之本归"，到伊尹撰写《汤液经法》，奠定了中医方剂学基础；从孙思邈《千金要方》，始为中医临床医学百科全书，到张仲景撰写《伤寒杂病论》，成为众方之祖、辨证之宗，再到李时珍《本草纲目》，荣称"东方药物巨典"；从集本草大成者《中华本草》出版，到《素问》《难经》及《内

经》等11个重点古籍整理研究工作的完成；从50多种现代中药制剂的创新发明，到出台一批世界医学界公认的中医药行业标准。这些都是在坚守经典，根植中国传统文化的同时，不断发挥主体的文化自省与自觉功能，不断充实中医药文化的核心内容。作为中医共同体更应该钻研经典、勤学古训，坚持不懈地继承与发扬中医药文化的核心思想与精神实质。

中医要发展，必须遵循其自身的独有特点和规律，必须坚持自身的主体性。主体性表现在两个方面：其一，中医的主体本原——价值理念、思维方式、诊疗特点；其二，国人对中医的优点和缺点有清醒的认识，因此中医不断奋发图强，吸收借鉴西医的经验与优势，再创中医药事业的辉煌。中医和西医是两种不同的医疗体系与医疗制度。中医有其自身的发展规律和理论体系，是与自身实际相结合的产物，所以不能完全按照西方所谓的科学标准来审视中医自身的科学性和合理性。中医与西医都具有丰富的人文内涵，都是基于生命和人文的医学。区别在于，中医是利用阴阳五行学说等来建构自身的医学体系，这是中医学特有的人文内涵。中医是关于生命的医学，认为生命的和谐意味着人的健康，而生命的失衡意味着人的疾病。西医是关于疾病的医学，通过数字和实验分析并揭示人类疾病的特点和规律。"医道中西，各有所长。中言气脉，西言实验。然言气脉者，理太微妙，常人难识，故常失之虚。言实验者，求专质而气则离矣，故常失其本。则二者又各有所偏矣。"二者各有优缺点，各自解决生命中的不同领域和层面的问题，是"和而不同"。如果混淆甚至抹杀了二者的区别，那么中医就失去了自身的特色和安身立命的根本。目前，中医的发展应该把精力放在找准自身的优点和缺点上，制定中医药评价体系，将中医药发扬光大，与西医共同努力，解决世界人民关注的生命健康问题。

第二，光大创新中医药文化，实现中医药文化自觉。在理论层面上，中医药文化与中华优秀文化具有同构性；在实践层面上，中医药文化与中华优秀文化一样具有人民性。所以，应该不断光大创新中医药文化。光大创新中医药文化，是指通过现代传播手段和途径将中医药文化发扬光大，并创新中医药文化，造福人类命运共同体。同时，建立中医自身的话语体系，适应时代和世界的发展潮流及趋势，以中医药文化为根本，创新面向世界的中医药文化，实现中医药文化自觉。而生活在自己文化之中的人们，当他们能够用科学的态度去认识、体会、解释文化，这才是文化自觉。中医是用辩证、系统、科学的思维方式看待人本身，但这种观点不被西医承认，所以中医共同体有责任向全世界解释中医药文化。文化自觉也是建立在对自身文化有自知之明的基础上，以其他文化审视自身文化，明确自身文化与其他文化之间的关系。中医不能脱离世界和时代环境而孤立发展，必将与各民族文化的发展紧密相关。所以，在光大创新中医药文化的同时，必须做到以下几点。

一是找准中医传播的路径。应该在传播媒介的重组与优化、国际性组织及合作机制的协同处理、中医药文化发挥适度的文化张力、中医药文化间性的扩展与深化、中医药文化意义框架的更新、中医药文化身份的建构、合理的对话机制、可持续的中医药文化发展战略等方面大下功夫。这些都是发扬中医药文化，提高中医自身话语权的关键。同时，处理好中医与西医的关系，融会贯通、优势互补，实现中医与现代医学的通融，最终让人类命运共同体享受中医药文化所带来的福祉。

　　二是找准中医发展的参照物。一般来说，每一个国家的医疗体系及形成的医疗文化都有各自的优点，值得别国借鉴和学习，因为历史发展的全部过程是在相互作用与互动中进行的。目前，跨文化交际和跨地域交流的时空边界不断扩大，这为中医药文化"贯通中西，集古之智"提供了便利的时代条件。全球化的发展趋势又使中医药文化面临着自身文化与外来文化、本土文化与他者文化相互碰撞、交流和交融的复杂局面。在此背景下，中医必须找准自身的传统价值和现代价值的定位，认识中医与其他医学的互补性与差异性，厘清中医药文化自身的发展规律和存在逻辑，正确处理中医的国际性与民族性、现代性与传统性的关系。在坚定中医药文化自信的同时，应积极主动吸收先进文化和有益文化，推动中医药文化的创新性转化和发展，达到内化中医药文化价值于内心、外化中医药文化理念于行动的状态。只有这样，才能守住中医药文化的生命之源，使之始终屹立于世界医学文化之中。通过对比，可以发现西方医学体系和文化也有很多可取之处。问题的关键在于"学什么"和"如何学"。将中医全盘西化的做法并不可取，"两相结合，中体西用"是关键。"中体西用"是指发挥主体自觉，实现中西医的两相结合，以中医为本，在中医理论体系的指导下，借鉴西医的优势和特长促进中医的完善和发展。中医药文化现代化的路径该如何选择，这决定了中医未来的发展空间和规模。而坚持中医本原是中医现代化的关键。坚持本原，以西医之长补中医之短，即借鉴西医的现代化手段来辅助中医的诊治，学习西医解剖、病理、生理、药理，兼收并蓄、去粗取精、去伪存真。在西医文化的冲击中坚守自己的特色，不能为了中医现代化而中医现代化，不能一味地以西医的标准来衡量中医，以此迎合"现代化"或者消除中医自身的本质和属性。要在坚守自身特点的同时，迎难而上，主动担负起中医药文化发展的历史责任，不断改革创新，实现中医药文化的跨越式发展。

第二章

中医药文化失信的原因

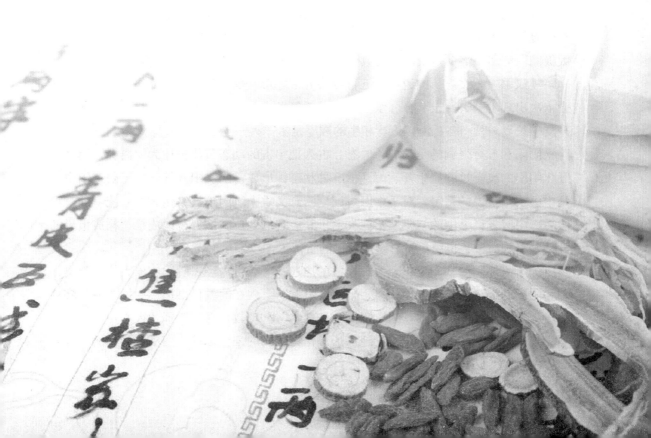

第一节　中医药文化理论与研究的异化

一、中医药文化理论的异化

现在教科书把阴阳的起源解释为，阴阳因日光的向背和日月、男女、水火的相对而产生，因而把阴阳概括为对立统一的两个方面，把阴阳学说定性为"古代自发的、朴素的辩证法"。对五行的解释则是"古人认为构成世界的五种基本物质或基本元素"，五行学说也就成了"五种物质的运动和相互作用"的学说，属于"朴素的唯物论"。

其实，仅仅因为日光的向背和日月、男女、水火的相对，不足以形成阴阳学说；仅仅是木、火、土、金、水五种物质，也产生不了五行学说。阴阳和五行都是古人对天地自然运动变化规律的理解，是古代的自然科学模型，讨论的是自然变化的"象"和"理"，在中医学中是具体的医学理论。因此，必须还中医阴阳五行自然科学模型的本来面目。

中国古人在观察日影和昼夜时就会产生阴阳的概念。冬至白天最短，夜晚最长，日影也最长；随后白天不断增长，到夏至白天最长，日影最短。通过观察日影并结合自然气息的变化，很容易得出"冬至阴极而阳生，夏至阳极而阴生"的结论，以及冬至到夏至的上半年为阳，夏至到冬至的下半年为阴的概念。这一概念的形象表达就是太极图。河图、洛书是太极图的数字表达，是数字化的太极图。

《汉书·艺文志》中说："五行者，五常之形气也。"把一年分作五个时段，就会依次出现木、火、土、金、水五大类自然气息，也就产生了五行。时令的顺序是春→夏→长夏→秋→冬，所以五行相生的顺序是木→火→土→金→水。

阴阳和五行强调的是动态、时态。古人把宇宙的动态节律描述为"离合"运动，气化阴阳的离合过程产生开、阖、枢三种状态，形成三阴三阳六气。"三阴三阳说"是中医阴阳学说的精髓，对于中医辨证论治意义重大。阴阳被蜕化为对立统一的辩证法后，中医教科书中的三阴三阳就失去了其应有的地位。把五行说成是"构成世界的五种基本物质"，也就更没有继承发扬的价值了。

关于天地阴阳动态变化、盈虚损益的描述，《黄帝内经·阴阳应象大论》提出，调和阴阳的大法是"知七损八益，则两者可调"。现在的教科书把"七损八益"解释为房中术，也就不能能称其为"阴阳调和之术"。现教科书在解释"天不足西北，地不满东南"的说法时，将我国的地理形势作为阴阳的划分标准，变动态为地域，变时间为空间，这样的"文化"已经不是中国的传统文化。

中医的"藏象"讲的是天地自然五行之象在人体中的表现，《黄帝内经》讲"各以其气命其藏"，即自然界有五行之气，故人有"五藏"。恽铁樵先生讲中医之五藏是"四时之五藏"，也强调了五藏的时态概念。现在的教科书将基于时间的藏象学说代之以基于空间解剖实体的脏腑器官，就无法在藏象研究中继承发扬天人相应的思想？更不必说体现中医学的文化特色？

二、中医药文化研究的异化

（一）中医学术研究氛围浮躁

总体来说，我国学术界的风气还是好的，但中医学术研究氛围还是有点浮躁。例如，夸大学术问题、论文数据造假、论文抄袭等。也有些人为了在期刊上发展文章，把别的权威专家的名字也放进去，希望增加分量。竞争机制的引入促进了学术繁荣，但是有地方过分强调考核人的成绩，而忽视了一些规范，忽视了人和人之间的团结，所以有些人在竞争中就会不择手段。在评教授、评成果时，硬性要求论文的数量而不求质量、刻板规定一定要得多少奖等，可能造成原来一篇可以写得很好的论文，现在就要拆成三篇、四篇。对此国家采取了很多积极措施，如改变评奖条例和评审方式等。现在这种现象已经有所好转，但依旧没有完全改变这种浮躁氛围的学术。

1. 中医把重点放在了用西医理论解释中医上

中医药文化研究总想让国外提出的新课题与中医产生联系，总想让西医术语与中医药产生联系，在基因组学、蛋白质组学中寻找中医药研究的突破口，进行对于脏腑的"实质""本质"，这些研究既不能把中医药理论现代化，也不能指导中医临床，还丢弃了中医自身固有的特色。

2. 减少了中医临床科研

中医是临床医学，而且是成熟的理论医学。中医药的经验和理论均来自临床实践的总结，而非实验室研究。中医从整体看一个人，辨证论治。西医建立在解剖学、微生物学、病理学的基础上，西药建立在化学合成的基础上。中西医是两条道路上跑的车，走的不是一条路，中医要按自己的规律进行科研。

（二）中医医疗方法和疗效评价体系的缺失

现代科学技术的发展使体现疾病的特异指标越来越多，以指标来帮助诊断疾病确实在很大程度上方便了临床治疗，但是指标不是万能的，既不能代替医生的诊断，在某些情况下也不足以确诊疾病。随着新的医疗诊断技术不断普及，大多数人更愿意相信各种仪器设备的检查结果。

但是，中医与西医认识疾病的方式不同，导致西医的诊断标准和疗效标准不一定适用于中医。例如，中医的半里半表病，西医根本不认识，也检查不出来，而中医可以诊断和治疗此类疾病。中医的阴阳、表里、寒热、虚实，西医更无法理解。与此相类似，蒲辅周治疗流行性乙型脑炎，周仲瑛、万友生治疗流行性出血热，都有自己的诊断标准和疗效标准。因此，中医应该建立自己的诊断标准和疗效标准体系，让医生和病人都能感受到疗效和比较"实在"地看见结果。

第二节　中医药文化实践的歧途

一、中医药文化实践的歧途

（一）中医药课程设置不合理

中医教育是发展中医事业的基础。中医临床疗效的持续提高，中医基础理论研究的进行，中医事业的发展、壮大，都与下一代中医传承者的培养、教育休戚相关。但不容乐观的事实是，目前中医学院的中医教育缺乏中医特色，模式单一，而且按照学科划分规律，将中医细分为中医学院、中药学院、针推学院等，违背了中医的自身规律。

从小通过数理化培养出只具备逻辑化、概念化思维方式的学生，难免出现对阴阳、五行等中医基础概念不理解而排斥中医的心理。

中医院校在课程设置上也存在缺陷，课程设置中中医学课程的比重日益减少。比如，某中医药大学 2004 年制订的五年本科教学计划中的中医学专业，中医课时仅占33.86 %，西医课时却占 39.38 %，英语、计算机等公共课程占 26.76 %。与此同时，历来被中医所重视的中医经典却不断被删减，甚至成为选修课。将中医、中药设为两个相对独立的专业，中医、中药都难以充分发展。

很多中医药大学的学生，不愿意背"汤头"、读经典，毕业后开处方有错别字，对中医传统的望、闻、问、切没有真正掌握。为什么会有这种现象？重要原因之一就是中医教育失去了中医教育自身的特色。

中医是临床医学，几千年来，其理论都是从临床中总结出来的。从中医本科教育开始，中医教育全部都用西医概念来训练，力图将学生的思想引导到西医的思路和方法上。中医院校增加了，招生人数也增加了，但由于种种原因，中医院校毕业生分配难的问题普遍存在，学生毕业后报考西医专业研究生或改行搞西医者为数不少。面对这种情况，中医院校大量削减中医课程，而改用西医课程。西医课程已至少占专业课程的 40 % 以上。

（二）中医临床阵地的萎缩

中医队伍严重弱化，不仅数量大大减少，其内在质量也明显下降，直接影响中医的疗效。人民群众在求医过程中往往遇到的不是真正能用中医思路看病的中医，常常遇到假医、劣医、庸医，往往见不到良好的疗效，因此认为"中医治不了病""中医治不好病"。这种舆论极为可怕，不是中医治不了病，而是许多病人遇到的中医没有真正掌握中医的精髓。

中医走的是师傅带徒弟的路子。虽然现在中医（专长）医师资格证的相关办法出台，民间中医有了合法行医的资格，但民间中医的文化程度普遍不高，想要让他们像执业医师那样发表论文和学术文章不太现实。

（三）中医院建院模式的西化

众多一级、二级中医院在服务定位、科室设置、人才培养、特色培育上，盲目地效仿综合医院。

中医院的建设还处于摸索阶段，缺少系统的理论体系为其建设做支撑。中医院建设标准作为中医院重要的建设参考，在总体原则和功能设置等方面作出了规定，但仍需建立更深层次的从设计到评价的一系列标准体系，打破在制定标准体系时只以经验为依据的工作模式。

很多中医院披着传统文化的外衣，内部延续着西医院的空间布局和运行模式，延用西医重诊轻疗的特点，以门诊医技为核心，弱化了中医治疗部分与中医药相关的功能，使中医药治疗并没有完全发挥出应有的疗效。

这种状态并不是人们所期待的中医院，更不能作为未来医院建设的参考。

（四）医疗市场的商业化

20世纪80年代，政府医疗改革主张放宽政策、放权让利，自主权膨胀的医疗机构逐渐转变为企业化的管理方式，各医疗机构之间由分工协作步入了全面竞争的状态，医疗机构成为拥有独立经营意识的利益主体。医疗市场的竞争不断加剧，让医疗过度市场化和商业化，医疗机构的公益性逐渐减弱，其追求的主要目标逐渐变为经济利益，甚至公立医疗机构的社会公益目标也在淡化。医疗服务费用不断增加，人民群众要看病，医疗卫生成本自然而然转移到了人民群众的身上，"看病贵、看病难""因病致贫、因病返贫"的现象层出不穷，医疗卫生资源供给的公平性较低。

（五）中医道德观念的不足

要使中医医疗走出误区，实现发展，既需要全方位的政策调整，也需要"但行好事，莫问前程"的修养和实践。与古代不同，这种要求并不仅限于医生，对政策制定者、管理者和经营者也一样，这实际上要求每个中医从业人员都要具备"大医精诚"的精神。

常言道：不精不诚，不能动人。转化人是从感动人开始的，在这一方面，中医给人"找健康"就显得很高明，能够抓住"一体化"的关键。如果相互之间没有信赖，缺乏沟通，心灵上不相应，就难以建立良好的医患关系，当然也就难以促进社会主义和谐社会的建设。建设社会主义和谐社会固然需要制度保障，但根本还是依靠人来实现。

历代大医没有家财万贯，不是没有这个能力和条件，而是他们深刻认识到了"藏天下于天下"对构建和谐社会的意义，所以能够"行不言之教"，散财于民，以患者的健康幸福为己任。因此，中医医疗的误区不是技术问题，而是人的问题。

三国时代的董奉为人治病不取报酬，只让患者病愈后栽棵杏树，以利后人，时间一长，这些杏树自然成林。因此，以"杏林"代指中医，不仅说明了医德的重要性，还指明了使中医流芳百世、造福人民的正确道路。

中医"治未病"与养生，本是中医药文化的优势，其不仅为中华民族的繁荣昌盛做出了不可磨灭的巨大贡献，而且必将成为世界新型医学体系的引领者。但是"治未病"与养生却被某些人带歪了，造成养生过度热现象。一些假神医招摇撞骗，推销各种保健品、营养品，搜刮民财，严重影响了中医的形象。

二、中药文化实践的歧途

（一）野生药物资源开发陷入困境

《中国植物红皮书》收录的398种濒危植物中，药用植物数目达到168种。一个物种的消失，将影响其他多个物种的生存，中药资源物种破坏给生物多样性方面带来的影响难以估量。中药资源是我国传统中医药学的重要组成部分之一，包括以中医药理论为指导的中药资源、民间药资源和民族药资源。野生药物资源开发陷入困境主要有两方面原因：一方面是人们保健的需求在增加；另一方面是长期以来人们对合理开发利用中药资源的认识不足，过度开发和盲目垦殖使一些药用动、植物失去了合适的生存环境，并减弱了再生能力，特别是相关法律逐渐重视珍稀动植物的保护，一些名贵中药不得不逐渐退出中医药使用序列。

在野生药材资源面临物种破坏和环境过度开发双重危机的情况下，人工繁育处境艰难，一些药材的生长周期长达五年，鲜有企业冒风险。人们常说："药材好，药才好"。其实，源头是优质的种子资源。不保护好野外物种，即使是人工栽培，种子资源的大量流失，依然不能从根本上解决药用植物的濒危问题，严重影响了中药成药及中医医方的临床疗效。

（二）中药价格上涨

素以简便验廉著称的中医药，如今价格高昂。中药价格上涨的原因有很多，归结到一点，就是资源稀缺、供不应求。中医的发展建立在药用资源的基础上，如果没有资源，中医就成了无米之炊。近年来，中药价格大幅上涨，成为中医药发展的又一"拦路虎"。一些病人本以为中医药简便验廉，草根、树皮不值钱，结果一看药价就打了"退堂鼓"。如常用于止咳化痰的川贝，饮片每克是3.3元，配方颗粒更是高达每克6元，一般成人若用10克，只这味药就要几十元钱；再如常用于补血的阿胶，其价格不断上涨，2016年时是每克4元。可以说，现在的中药已不是群众印象中的"廉价药"，而是价格不菲的"富贵药"。常用的中药材如金银花，从每公斤27元涨到360元；板蓝根从没公斤3元左右最高涨到30元；太子参原来每公斤200多元，最高时达到500元，被老百姓斥为"只有太子才用得起的参"。

（三）地道中药不地道

古人云：橘生淮南则为橘，生于淮北则为枳。中药自古最讲"道地药材"。质量优、疗效高的中药有极强的地域性。同是黄连，四川产的所含有效物质比湖北产的高。地理、生态等诸多因素对中药材的生长起着决定性作用。川黄连、浙贝母、岷当归等，在中药的名称中就直接标出"道地性"。如果违反传统，随意跨地区种植，品质自然会大打折扣。一旦遇到价好的年份，还会提前采收中药。"三月茵陈四月蒿，五月六月当柴烧。"不按时节采摘、不按地域种植的中药材有名无实，也不是苦口的良药。

（四）中药炮制技术的淡化

炮制不得法，会对药效产生影响。一些人为了减肥，把马兜铃直接当茶饮，而不知道马兜铃要用蜂蜜炮制解毒。饮片切法不同，药效也不同。年轻的药工随意把药的薄片改厚片，厚片改块状。至于为何切薄片，只顾图省事，不知其所以然。片薄如飞的天麻，只能停留在老药工的记忆中。炮制饮片所需的技术含量得不到保证，饮片的质量当然就得不到保证。老百姓只知道中医不灵了，却不知根在中药上。其实，早在清代，公元1706年，对中药炮制加工的重要性就有人提出了"修合无人见，存心有天知""炮制虽繁，必不敢省人工；品味虽贵，必不敢减物力"的明鉴，至今仍启迪后人。它应该成为中药工作者的座右铭。

炮制技术乃是中药的核心，如果不对善鉴别精炮制的中药专家及他们的技术加以抢救，未来的炮制人才培养将出现断层。更为窘迫的是，中外合资、独资企业开始大规模地高薪聘请炮制专家。

中药材饮片炮制是为了满足中医辨证论治的需要，达到"减毒增效"的目的，并最大限度地发挥汤剂、中成药制剂所具有的效果。但是中药饮片的炮制、使用、流通等环节的现状令人感到十分"尴尬"。主要表现在以下几个方面。

1. 净选不严

净选加工是中药炮制的第一道工序。由于中药材源于自然界，因而在采收时往往混杂不少霉烂、变质药材及泥沙、杂质等异物和非药部位，而同一药材也因入药部位不同作用亦异。例如，麻黄茎与麻黄根的作用大相径庭，麻黄茎是解表药，多用于发汗平喘，而麻黄根是收涩药，用于固表敛汗。但是基层药材收购网点收购的麻黄所带的地下根混杂。因净选加工环节未进行认真挑选，导致配方的麻黄饮片中夹杂了不少的麻黄根，严重影响临床疗效。酸枣仁由于未用水漂，核皮大量混杂；海藻附着大量的盐分；骨碎补未去直接配方；连翘、五味子混杂大量的枝梗；蝉蜕、五灵脂、乳香、没药等药材常含有泥沙、木屑等杂质，这些饮片由于未能严格挑选，不符合中医用药的要求，不能保证临床疗效。

2. 切片粗糙

鸡血藤、虎杖、葛根等坚硬的藤木类药材，必须在产地乘鲜加工切制，方能保证切制出合格的饮片，原药材经加工切制成薄片、小块、段、丝之后，不仅利于药房调剂，也利于有效成分的煎出，提高疗效。如果饮片的厚度、大小、长短差距太大，煎煮时就会出现先溶、后溶、易溶、难溶等问题，根据扩散定律，物质扩散的量与颗粒的半径成反比。饮片太厚，煎煮时不易透心，影响有效成分的煎出；切制太薄，一些富含淀粉的药材在切制、干燥、贮存时易破碎，煎煮时易糊化，增加汤剂的黏稠度，同样不利于有效成分的煎出。但是，目前配方的粗糙饮片令临床中医无可奈何，除了饮片中混杂的连刀片、败片及变色走味的油片、发霉片，还有常见的如葛根、茯苓、山药等在配方时几乎以"个"出现在配方中，完全变成了葛根块、茯苓丁、山药棒。鸡血藤的坨体积每片达 3 cm×3 cm×3 cm。据观察，这样的饮片无法煎至透心，有效成分不能完全煎出，直接影响临床治疗效果。

3. 炒制饮片及辅料质量不合格

中药饮片炒制的目的是增强疗效，缓和或改变药物的性能，降低毒性，减少刺激性，矫臭矫味。例如：马钱子经炮制后可放心且有效使用；乳香、没药醋炙之后，不但增强了活血止痛、收敛生肌的功效，而且消除了对胃肠道的刺激性，不致引起呕吐。对种子、果实类药物进行炒制，不但使其获得焦香气味，还使其果皮爆裂，有利于有效成分的煎出，从而提高临床疗效。例如，茺蔚子经炒制后，其水溶性成分的煎出率明显高于生品。某些有毒药物经炒制后，可降低毒性或缓和药性，不经炒制的药物安全性与有效性均不能保证。例如，牵牛子炒后可使一部分牵牛子苷被破坏，使其毒性降低；斑蝥加入大米黄同炒制后，可使其毒性物质，因受热而升华散失，以降低毒性，从而保证临床用药安全。临床常用的一些苦寒药如大黄、黄连等，性本沉降，易伤脾胃，经酒炙后，不仅缓和了其苦寒之性，还保持了其清热解毒、燥湿止泻的疗效，而且还可借助酒炙升提，引药上行，清上焦实热，扩大了用药范围；大黄泻下作用峻烈，酒炒后泻下作用较生品降低了30％左右，缓和了其泻下作用。一些活血化瘀的药物如当归、川芎等，酒炙后可借酒行血脉，而增强其活血祛瘀的功效。实验研究表明，川芎酒炙后其生理活性成分波罗林由 9.616×10^{-5} 增加到 10.069×10^{-5}，总生物碱含量增加了3％。而酒炙后的辛温类药物，部分芳香性物质被挥发，缓和了辛散的作用，改变了其偏燥的特性。

花大价钱买回来的人参，有可能是提炼过精华的药渣；治白头发的何首乌，可能吃坏肚子，只因为没有严格遵守传统炮制技术的"九蒸九晒"；道地药材处处移植，农药肥料几回催生，转基因技术也慌忙上阵。诸如一些在汤剂中非炙不可的炮制饮片，如炙甘草，除了药理作用数据的证实，更为重要的是中医方剂的辨证与理论方药和炮制饮片使用的一脉相承，醋制延胡索的目的是使其生物碱形成d1−四氢巴马汀和酸成盐，从而在水中最大限度煎出以达到镇痛的目的，去氢延胡索甲素溶出而实现治疗十二指肠溃疡的疗效。就现状而言，蜜炙甘草与醋制元胡等炮制饮片的质量即是中医急诊的范例与基础所在，中医药的现代化建设离不开炮制饮片方法的更新和提高，但土炒白术、焦三仙、麸炒枳壳等一些炮制饮片在调剂配方时的"断档"状况却是十分严峻。在某些地区的药房药店，中药炮制品只是炙甘草、焦三仙之类，而对经过炒制后能减毒增效的，如苍耳子、决明子、地榆炭之类的炮制品在逐渐减少。

4. 炒炭不"存性"

中药饮片经炒炭后治疗疾病已有数千年的历史，从《五十二病方》收载的血余炭，《金匮要略方论》中的王不留行、桑根皮"烧灰存性"，至《本草纲目拾遗》时已增至70多种，并且提出了炒黄、炒枯、炒黑、烟尽等工艺。饮片炒炭是一项传统的炮制制药技术。多数中药经炒炭后，除了具备明显的止血作用外，更是突出或改变了饮片某方面的专一疗效，药物制炭的作用是多方面的。例如，止血类药物地榆、大蓟、藕节等制炭后，不仅保存其原有的止血功效，还具备了活性炭的吸附性，并可释放可溶性钙，使其止血作用更加显著。此外，某些药物制炭可增强其收敛止泻、止滞的作用，如乌梅炭用于虚寒便痢脓血、苦参炭用于赤白痢下等。杜仲炭则可破坏其含胶质，利于有效成分的煎出；血余炭擅治小便不利兼血尿；白芍炭治疗带下症兼赤带；荷叶炭治疗阳水浮肿，等等。可见，中药饮片炒炭是临床中医遣药组方以治疗疾病的手段与特色之一。但是，饮片炒炭并非将饮片炒至焦化、炭化，而是要求控制在"炒炭存性"的范围内，如荆芥穗炭是治疗妇科疾病较常运用的一味中药饮片，若炮制火候与辅料掌握得当，成品色泽全部保持在"炒炭存性"的范围，原形辨认清楚（术语称为"观花"），否则饮片全部炭化而混杂于辅料中难以剔出。因此，中药炮制人员必须要掌握"炒炭存性"的技巧与方法。

不同的饮片，炒炭时要求的色泽也是不同的，如蒲黄炭、银花炭要炒至表面棕褐色，大蓟炭、小蓟炭要炒至表面焦黑色，白茅根炭、侧柏叶炭要炒至表面黑褐色、内部焦黑色，茜草炭、炮姜炭要炒至表面焦黑色、内部焦褐色，地榆炭、黄芩炭、黄檗炭、大黄炭、山楂炭、乌梅炭等饮片均要炒至表面焦黑色、内部焦褐色。

由于饮片质地不同，制炭时采用的火候也不同。一般来说，花、叶、全草类饮片，如荆芥穗、槐米等制炭时，先用文火后用中火；根茎类饮片如地榆、黄芩等要先用中火后用武火。火候应由弱渐强，先弱之目的，是使饮片内部受热均匀；渐强之目的，是使饮片成炭"存性"。故火候的掌握非常关键，一开始就使用武火，会导致"皮焦瓤生"；一直用文火，则达不到制炭目的。而抢烟喷、抢锅凉更要及时、准确，这样才能确保炭药的质量符合"存性"要求，中医疗效不打"折扣"。

5. 煅制中药"断档"

矿石、贝壳类药材，如磁石、代赭石、龙骨、牡蛎、紫石英等经煅制可使其质地酥松，易于粉碎和煎出有效成分，提高疗效，减少或消除中药材的副作用。例如，紫石英的主要成分为氟化钙，不溶于水，煅制后，不仅易于粉碎，还可生成一部分氧化钙，使水煎液中的钙含量明显提高，从而达到增强其镇静安神作用的功效；磁石的主要成分为四氧化三铁，磁石在 650 ℃煅 30 分钟，米醋淬 1 ~ 3 次，其水煎液中亚铁离子的含量明显增高，利于人体对铁的吸收，故磁石煅淬后可增强其养血平肝、滋肾益阴作用的功效。煅制还能改善某些药物的性能，如石膏煅制后具有止血收敛的作用，是外科治疗的常用药。但是煅制药物在临床处方中、使用调剂过程都"断档"了。正是由于煅制药物炮制烦琐，医院、药店不炮制，患者自然无能为力，煅制药物饮片就这样默默地退出了炮制饮片的行列。处方使用的矿石、贝壳类药材由于生品的有效成分不能完全煎出，这类饮片的临床作用自然不能发挥。

炮制饮片存在的种种问题，给中药饮片炮制、学科建设、企业生产、临床使用及实验研究等方面的健康发展蒙上了一层"面纱"，让医生和患者看不清、找不到炮制饮片的本质和功能，其程度已严重影响中医药疗效的方方面面。

一是炮制人才缺乏，二是教育系统对饮片炮制人才培养的忽视。当前"纸上谈兵"式的教育与实际需要大相径庭。中药专业毕业生不识药、不懂药的比比皆是。由于医药分离，中医专业的学生对饮片知之甚少。正规的大学培养不了饮片炮制人才，人才的缺乏可想而知。这就不难理解，在正规药材市场中，以"药渣"冒充正品的现象大行其道。

"药为医用，医因药存。"连治病救人的药都"病"了，中医如何上演妙手回春的传奇？国医大师周仲瑛曾断言："中医将亡于药！"斯言痛哉，斯言诚哉，挽救中药的良药在何处？

第三节 中医药治疗的不足

一、外科领域的不足

中医外科源远流长，外科鼻祖华佗是第一个将麻沸散作为全身麻醉剂进行剖腹术的医者，也是世界上最早有文献记载的开展麻醉术和外科手术的医生。

然而中医外科发展到今天，许多中医技术面临着失传。二十世纪六七十年代被国际医学界誉为"中国三大医学奇迹"之二的接骨、针麻，现已全面倒退，甚至退出了医疗舞台。接骨治疗方法有几百种，但随着临床应用的减少，难度大、危险性高的手法已无人问津，许多疗法正面临失传。现在中医面对骨折时多采用西医的钢板螺丝钉内固定术，中医外科手术麻醉多使用西医麻醉术。

随着医疗器械、麻醉术、西医新疗法的普及，传统中医外科疗法逐渐退出大众视野，大多仅存口服汤药作为替代疗法。

二、严重感染性疾病控制上的不足

在对严重感染性疾病的治疗中，如果能找到致病微生物，又能找到确切的杀灭致病微生物的药物，并且药物对人体功能的破坏不大，杀灭微生物后依靠人体自身恢复平衡的能力可以很快让机体恢复平衡，那么西医这种直接针对致病微生物的治疗还是很有优势的。因为这种治疗途径简单、直接，能够很快大面积普及。这也是中医治疗感染性疾病不及西医的地方。当然，在致病微生物不能确定，或者找不到合适的杀灭致病微生物的药物，或者药物的毒副作用太大，或者虽然微生物被杀灭，但机体的平衡不能自主恢复的时候，经典中医治疗途径的优势就显现出来了。

三、生命濒危状态挽救方面的不足

中医对心、肺、肾衰竭，急性心梗、脑出血等急危重症的治疗，尤其是抢救方面，不如西医速效。

汉代以后的中国人对人体解剖有所忌讳，历代的中医从业者对人体结构的认知的确存在盲区，这毋庸讳言。再加上生产力的发展水平、技术条件有限，导致中医的医疗工具不可能出现如输血、呼吸机、支架等各种急救工具和恢复机体形态的医疗器械。因此，中医在治疗由解剖形态改变导致的疾病上存在劣势。但是，如果形态的改变影响机体状态的平衡，形态恢复后，机体平衡不能自主恢复，中医的优势又会显现出来。

四、中医药对现代医学检验仪器检测出的各项指标疗效不佳

西医用检验指标辨识疾病，各种现代技术检测记录的客观指标是微观研究的主要内容和手段，也是现代中医临床研究的主要标志之一。中医面对快速化、数字化、网络化、规范化的现代医学检验趋势，不得不接受时代疾病的新名词，如高血糖、高血脂、高血压、高尿酸等。对于此类疾病，西医虽然不能治愈，但口服药物疗效迅速、廉价。中医归结为气血阴阳、脏腑功能失调，调理起来时间久、效果不稳定。也有很多还没有证候表现的人，已被冠以"病"名而来求治。例如糖尿病，大多数是在患者没有症状的情况下，在体检时发现的。再如部分男性不育症因精子数量偏少、活动度差引起，还有无症状性血尿、蛋白尿等，舌脉正常，又无"证"可辨，辨证论治无从谈起。因疾病不同，虽经缜密思维、精当处方，往往收效甚微。

五、离现代医学技术新进展差距不小

现代医学科技的迅速发展推动医疗事业的不断进步。

（一）在基础医学研究方面

现代医学科学技术的迅速发展，使基础医学发生了根本性变革。人类基因组计划的完成，为进一步了解人类的基因组成提供了更为详尽的基因信息，其意义是不可估量的。从分子水平阐明人体结构功能与疾病的关系，为提高人类的生存能力，以及改善人们的健康状况，提供了分子水平的依据。

（二）在预防方面

由于分子生物学与生物技术的发展，预防医学也生产出了人工合成的多肽疫苗和基因重组疫苗等新型的预防药物，而且根据基因图谱的分析来预测疾病并采取相应对策，提高了人类的生存能力，改善了人们的健康状况。

（三）在诊断方面

超声波在医学上广泛用于诊断和治疗，对人体软组织有较高的灵敏度和分辨率。电子计算机断层扫描摄影，能分辨各种密度相近的软组织。通过核磁共振不但能获得人体器官和组织的横断面、冠状面和矢状面的解剖图像，还可显示组织器官的化学结构及其变化。医学高科技的应用使生物信息的测量技术更加精确化、定量化及自动化，使疾病诊断率显著提高，并且具有快速性、无创伤性等特点。

（四）在治疗方面

在临床医学领域出现了许多新型药物和治疗手段，因而心脑血管疾病和肿瘤治疗中的许多难题将会迎刃而解。血液透析、器官移植及人工脏器等高新医学科学技术的应用使身患绝症的患者有了生机。

凡此种种，不胜枚举，用现代科技武装医学领域，使医疗高新技术推动西医学事业的迅速发展。反观中医诊疗领域，以挖掘继承原有经验技术为主，其创新发展缺少驱动力。

六、中医药的治疗手段问题

提到中医，就会想到中药，人们一想起它那苦涩的味道，就禁不住有些望而生畏。特别是一些人，长期喝中药都喝怕了，一提起中药就叫苦不迭。随着时代的发展，人们的生活品质不断提高。在这种情况下，患者治病总是希望治疗方法越简单越好、见效越快越好、服药越少越好。而中药味道苦涩难咽、煎煮过程烦琐、服用量大、不便于携带保存，已经难以适应现代人的生活节奏，成为其致命的弱点。许多人都承认中医治病确实有效，但却不愿服用中药。这种认可中医却又拒绝中药的现象，已经是屡见不鲜。

在现代新技术新设备的应用下，流传几千年的传统方剂慢慢衍化出浓缩丸、口服液、中药颗粒剂、中药针剂、中药片剂等形式，甚至还出现了中药微丸等，便于人们携带和服用，但讲究辨证论治的传统中医，要根据患者的不同证候开具相应的处方，这样多数情况下只能选择汤剂。

这种以传统的汤药为主，价格高、煎熬麻烦、口味不易被接受、各个环节质量缺少统一的控制的短板，决定了汤剂的改良任重而道远。

七、辨证论治缺少量化指标

辨证论治是中医独特的理论体系，是行之有效的诊治范式，数千年来一直指导着中医临床，但仅靠辨证论治是远远不能满足当今社会的医学临床需求的。

（一）辨证论治的不足

1. 主观性

在辨证论治时，医生与患者处于一个系统之中，医生不仅对病人进行四诊检查，而且根据前人的经验和个人的悟性审慎思维，即"医者意也"，来排惑解难、决定理法方药等。由于认识主体与认识对象的相互影响，又没有客观指标作依据，同诊一脉，诸医言人人殊，正所谓"心中易了，指下难明"。同辨一证，则仁者见仁，智者见智，处方用药也大相径庭，可称"条条大路通罗马"。受各家学说的影响，更是卓见纷呈。同诊热病，伤寒家言寒，河间学派称火，温病学家或云卫气营血，或云三焦，莫衷一是。虽经数千年历史长河的洗涤，中医仍然停留于经验医学及朴素的辩证法思想阶段，强调"善于明辨"，束缚了本学科的发展，其客观性、重复性、科学性值得商榷。

辨证论治以"证"为证治单元，如《难经·十六难》中说："是其病，有内外证。"不管体内器官有何改变，都以显见的症状和体征为依据，外象推证、分析病因、审证求因，不求病名的明确和统一，二是专于论治，以能处方用药为目标。有时尽管病名不清，甚至具体病因不详，也可因对证候的明晰而处方用药，以证应病、以少应多，难免有"知其然，不知其所以然"之嫌，而对疾病的治疗、预后产生不利后果。

2. 缺乏规范性

中医理论的形成和发展依靠临床经验积累和升华。临床又有"同病异治""异病同治""同证不同病"的差异。对某些疾病的诊断不明确、分类不细致和不统一、疗效标准欠严谨，而且由于定性多，几乎无定量指标，无法进行统计处理，以致结论的说服力不强，使中医临床科学的研究水平不高、前瞻性研究较少。疗效标准仅停留于证候及舌脉的改变上，治疗后症状消失，舌脉正常，便视为病已痊愈，大功告成，而延误了病情。诊断疗效标准的不统一，使各疗法之间没有可比性，不便进一步总结提高。

（二）辨证论治的发展趋势

1. 向微观辩证发展

科学技术的发展、医学检测水平的提高、疾病谱的改变，要求把宏观辨证论治体系延伸到微观领域，把微观指标引入中医辨证论治中，从而形成一种定性和定量相结合的辨证论治体系。近几十年来，中医临床对实验诊断和影像诊断方法的运用，中医脉象仪、舌诊仪等的研制和临床应用，使辨证信息更加丰富，弥补了用肉眼观察进行宏观辨证的不足，也改变了宏观为"隐性证"时"无证可辨"的窘况，开阔了中医辨证的视野，使中医对病症的认识从外像进入内结构层次，增强了辨证论治的客观性和科学性。现代病理、中药药理研究成果，又直接指导中医辨证理法和处方，为寻求有效方药提供了科学的手段，有助于中医治疗现代疑难病症的突破。例如，大黄为慢性肾衰的常用药之一，如果仅从通便攻下，使"邪毒"从后窍排出来理解其功用，则难免有"虚虚"之虞。现代药理研究表明，大黄能改善肾衰的"三高"态，抑制肾小球肥大，具有保护肾功能和延缓肾衰进程的作用，得到临床的广泛认同和应用。当然，中医辨证中的理、法、方、药是环环相扣的，单靠理化检测指标指导用药，也是不能促进中医现代化、加速辨证论治体系的规范化客观化进程的。

2. 向规范化方向发展

规范化是指达到以一定的典范为标准的状态。辨证论治的规范化包括疾病、证候名称的规范，明确病、证、症概念和范畴的三级层次，疾病与证候的分类与结构的规范，各病症的诊治常规、疗效标准等。辨证论治的规范化可使临床诊断有章可循，概念界定明确，可以提高理论的清晰性，便于信息检索、交流和普及，为中医走向世界，与现代科学惯例接轨创造有利的条件。

3. 辨证与辨病相结合，注重辨证分型

辨证与辨病是密切相关的，一方面，疾病的本质和属性，往往是通过"证"的形式表现于临床的，所以"证"是认识疾病的基础，辨"证"即能识"病"；另一方面，"病"是"证"的综合和全过程的临床反映，只有在辨"病"的基础上，才能对辨脉、辨证和论治等一系列问题，进行较全面的讨论和阐述。具体地说，"辨证"多属反映疾病全过程中某一阶段性的临床诊断，"辨病"则较多反映疾病全过程的综合诊断，二者不可割裂，只有在辨证的基础上辨病，在辨病的范围内辨证，才能体现出中医独特的理论体系和丰富的临床经验。辨证分型则是辨证与辨病相结合的具体化。辨证分型虽然在《黄帝内经》和《伤寒论》中就初现端倪，但是概念的形成是在开展中西医结合工作以后，使固有的中医病名、中医分证扩大为西医病名、中医证型的格调，体现了辨证论治适应新的医学需求的积极的探索，是中西医学之间互补整合的一种尝试，是我国所特有的医学范式。辨证分型建立在临床流行病学调查的基础上，有数理统计的依据，是辨证论治的大发展，促进了中医对病的认识和重视，扩展了中医辨证论治的覆盖领域，应该予以充分重视。综上所述，为适应当今社会发展及医学发展的需要，传统的辨证论治范式要进行较大程度的更新和转变。

第四节　病因学的改变让中医的理论失去了部分根基

人类在适应环境和为生存而与疾病斗争的过程中，逐渐认识到疾病与环境存在密切关系，并在实践中创造出许多防病养生之道。例如，《春秋·左传》中曾记有"土厚水深，居之不疾；土薄水浅，其恶易觏"，《易经》中曾提出"君子以思患而豫（同预）防之"，《黄帝内经》中有"圣人不治已病治未病"的记载，《千金要方》中提出"上医治未病之病，中医治欲病之病，下医治已病之病"。在西方，希波克拉底（Hippocrates）也曾提出医生不仅要治疗疾病，还要注意研究气候、土壤、水质及居住条件等环境因素对健康的影响。

一、情志变化的影响

七情，是指人体喜、怒、忧、思、悲、恐、惊七种情志变化，即人的七种情感。情，是情感和情绪。七情是伴随着人的需要而产生的对客观事物的表现。

1918 年德国的海洛因特（Heinroth）在研究睡眠障碍时提出了"心身疾病"，强调了发病机制中心理因素的作用。从中医的七情内伤分析，目前肝气郁滞的人为多见。影响情志变化的病因主要有以下五种：生活环境、生活挫折、不良的人际关系、工作紧张、现代化的城市生活。

二、六淫致病的影响

气候环境中存在许多人类生存和健康所必需的有利因素，同时存在众多的不利因素，如风、寒、暑、湿、燥、火、瘟疫之气。诸多环境因素对机体健康的影响具有利弊两重性。例如，紫外线具有生成维生素 D、抗佝偻病和增强机体免疫力作用，但过量、长期的紫外线照射则可致皮肤癌和白内障。适宜的气温有利于人类健康生存，但极端气象可给健康带来不良影响，如热浪袭人的酷暑季节会使居民死亡率显著增加，而严寒天气会诱发心血管疾病。人类要充分利用有利的环境因素，克服、避免、改造不利的环境因素，与环境保持生态平衡。

在人类社会的不断进步和发展中，人和环境的关系也在不断发生变化。工业革命以来，人类大量利用环境资源，进行开矿冶炼、加工制造、化工合成等，极大地丰富了人类所需的物质条件，创造了更为舒适方便、有利于人类生存和繁衍的生活环境，同时产生了一定的环境污染。20 世纪 70 年代以来，人类进入高新技术时代，资源大量开发，能源大规模使用，新的化学物质大量合成。这些生产和生活活动，对自然生态环境造成了越来越严重的破坏，致使生态平衡失调、环境质量恶化、土地沙漠化、生物种群减少、全球气候变暖、臭氧层破坏、酸雨形成等，直接影响了人们生活，严重威胁着人类自身健康和生存发展。例如，人类的恶性肿瘤、肺病、心脑血管疾病的发病率逐年增高，人类的生殖发育受到严重影响，出生缺陷率逐年上升，等等。这些都与环境污染密切相关。据估计，现代人类疾病中的 70 %～ 90 %与气候环境有关。

三、自然环境的污染

环境是指在特定时刻由物理、化学、生物及社会各种因素构成的整体状态，这些因素可能对生命机体或人类活动直接或间接产生作用。环境是一个很大的范畴，主要包括两大部分，即自然环境（由化学、物理、生物因素构成）和社会环境（由上层建筑、经济、文化、人际关系、社会心理因素等构成）。

（一）生产性污染

生产过程中产生的"废气、废水、废渣"，被称为"工业性三废"。工业性三废中含有大量对人体健康有害的物质，如未经处理或处理不当就大量排放到环境中，可能造成空气、水、土壤、食物等污染，导致环境质量恶化。

农业生产过程中各类农药（杀虫剂、杀菌剂、除草剂、植物生长调节剂等）的长期广泛应用，会造成农作物、畜产品及野生生物中体内出现农药残留，空气、水、土壤也可能受到不同程度的污染。大量农药化肥的使用不仅影响土壤结构、微生物性状，还对人类健康造成近期或远期的影响。

（二）生活性污染

随着人口的快速增长和消费水平的提高，"生活性三废"（粪便、污水、垃圾）的产量也在不断上升，特别是在一些大、中城市，随着城市改造后一些污染严重的工厂外迁，生活性污染已逐渐成为大都市污染的主要来源。

生活性污染物产量大、成分复杂，不仅含有大量纤维素、糖类、脂肪、蛋白质等物质，而且可能有各种致病菌、病毒、寄生虫等病原生物，若卫生处理不当或未经无害化处理，除了对生活环境的空气、水、土壤、食品造成污染，还可能导致某些传染病的传播与流行。随着人们生活的现代化节奏加快，"生活性三废"的性质和成分也发生了很大的变化。例如，生活垃圾中塑料、金属及其他高分子化合物逐渐增多，不仅增加了垃圾、污水的无害化处理难度，进入环境的这些有害物质也可能通过饮水和食物危害人体健康。又如，生活污水中广泛存在着烷基磺酸盐型合成洗涤剂，不仅可使水的表面张力增加，影响水的感官性状，其中所含的磷元素等，进入水体后还可与生活污水中氮元素等共同作用，使水中藻类及其他水生生物大量增殖，耗氧量增加，使水的感官性状和化学性状迅速恶化，导致水体富营养化。其中，藻类植物产生的生物毒素（如微囊藻毒素）可能引起生物的急性、慢性中毒。

大气污染物中约有20%来源于生活性污染，主要是生活炉灶和采暖锅炉燃煤、燃气所产生的烟尘、二氧化硫、一氧化碳等有害气体。

（三）其他污染

在全球经济迅速发展的同时，汽车数量迅猛增加，航空业日益发展。交通运输工具所产生的噪声、振动及各种废气，已成为城市环境污染物的主要来源，特别是我国许多大中城市的空气质量正面临着燃煤污染和交通污染的双重负担。

日益普及和快速增长的电力设备、无线通信、广播电视、医疗设备、家用电器等可产生各种波长的电磁波。目前，电磁辐射已成为普遍的影响环境的因素之一。人类长期暴露于电磁场中是否有害健康，引起了公众和多国政府的关注。

医用和军用的原子能及放射性同位素，以及向环境排放的各类放射性废弃物和飘尘，特别是核电的开发和应用，更是对人类环境构成了潜在威胁。近年来，自然灾害或管理疏忽导致的事故，造成核电站的放射性核素泄漏，对生态环境和人群健康造成了巨大的危害。电子废弃物也称电子垃圾，是指被废弃不再使用的电子产品，包括日常生活中使用的各种电脑、家用电器、通信设备、办公设备等淘汰品。电子废弃物中含有铅、镉、汞、六价铬、聚氯乙烯、溴化阻燃剂等大量有毒及有害物质。特别是一些以拆解电子废弃物为主要产业的地区，已经形成以重金属为主要特征的高污染暴露环境，无论是对从业人员还是对当地普通居民都造成了严重的健康危害。2010 年 2 月，联合国环境规划署在印度尼西亚发布《回收 —— 从电子垃圾到资源》的调查报告，报告指出，全球日益增加的电子垃圾，正在对发展中国家的民众健康和生存环境构成严重挑战。

长期以来人类对抗生素的广泛使用和滥用，致使其在土壤、水体和生物体内的残留也已成为日益突出的环境问题。环境中的抗生素污染主要来源于医用药物和农用兽药的使用，其带来的健康危害主要表现为广谱的生态毒性和细菌耐药性增高。而环境致病菌耐药性的增加和扩散，将会对人类的公共健康和临床用药构成潜在威胁。此外，火山爆发、森林大火、地震等自然灾害所释放的大量烟尘、废气等，也都可使自然环境受到不同程度的污染，造成生态系统的破坏，影响人类的健康和生存发展。

四、室内空气污染

随着人们居住水平的提高，室内污染更加严重。现代人 75% 以上的时间都在室内活动，特别是老、幼、弱、病者的室内活动时间更多。近年来的一些调查研究资料显示，室内空气污染与健康的关系更为直接和密切。

室内空气污染的来源主要有：燃烧烹饪、取暖时燃料的燃烧产物，人类活动、人体代谢产生的废物，装饰材料，建筑材料的矿渣、砖、瓦、水泥等，家用化学品，以及室外大气污染物通过门窗、孔隙或其他各种管道缝隙进入室内，不合格的生活用水可能存在的致病菌或化学污染物亦可通过淋浴、冷却空调、加湿空气随水雾进入室内空气，如军团菌、苯、机油等。

五、水体的污染

水体污染可分为生物性污染、化学性污染和物理性污染。

（一）生物性污染

某些行业的工业废水（制革、屠宰业等）、医院污水和生活污水排入水体，其中所含的病原微生物污染了水体，可造成介水传染病的流行。

（二）化学性污染

水体受到工农业废水和生活污水污染，使水体含有各种有害化学物质。水体中的无机污染物主要有汞、镉、铅、砷、铬、氮、磷、氰化物，有机污染物主要有酚类、苯类、卤烃类化合物和油类等。水体遭受有害化学物质污染后，通过饮水或食物可使人发生急性或慢性疾病，如水俣病和骨痛病等。有些污染物虽然对人体不直接产生危害，但可以改变水的感官性状，使水质恶化，妨碍水体的正常利用。富营养化是指含有大量氮、磷等营养物质的污水进入湖泊、河流、海湾等缓流水体，引起浮游生物迅速繁殖，水体溶解氧含量下降，水质恶化，鱼类及其他生物大量死亡的现象。由于占优势藻类的颜色不同，水面上可呈现绿色、蓝色、红色、棕色、乳白色等。红藻多见于海洋，主要因氮污染造成；蓝藻多见于淡水，主要因大量的磷污染而滋生。这种现象出现在江河湖泊中被称为水华，出现在海湾中被称为红潮。

（三）物理性污染

物理性污染有热污染和放射性污染。热污染是工业企业向水体排放高温废水所致，水温升高，使化学反应和生化反应速度加快，水中溶解氧减少，影响水中鱼类和生物的生存和繁殖。放射性污染主要来自核动力工厂排放的冷却水、向海洋投弃的放射性废物、核爆炸的散落物、核动力船舶事故泄漏的核燃料等。放射性污染物可附着在生物体表面，也可在生物体内蓄积。

六、土质的污染

人类生产和生活活动中排出的有害物质进入土壤，影响农作物生长发育，直接或间接危害人畜健康的现象被称为土壤污染。

（一）土壤污染的来源

①工业污染：废水、废气、固体废弃物及汽车尾气污染。②生活污染：生活垃圾、人畜粪便和生活污水等。③农业污染：农药和化肥污染土壤。

（二）土壤污染物的种类

①生物性污染物：生物性污染物中的病原菌来自垃圾、粪便和污水。②化学性污染物：化学性污染物包括各种有害物质，其中最主要的是一些重金属（如铅、汞、镉、铬等）和农药。③放射性污染物：放射性污染物来自核试验、核电站和科研机构排出的废气、废水和固体废弃物。

（三）各种污染物污染土壤的方式

水型污染主要是工业废水和生活污水污染土壤。水型污染多是由污水灌田所致，其特点是进水口附近土壤污染重，中间地带和出水口处污染轻。污染物一般集中于表层，但随污水灌溉的量和时间的延长，某些污染物可由上而下进行扩散，在渗水性强、地下水位高的地方容易污染地下水。废水中的污染物很复杂，含有各种有毒化学物，如铅、汞、镉、铜、锌、氟、砷、有机磷农药、石油、洗涤剂、放射性物质，以及病原菌和寄生虫卵等，这些是土壤污染的主要原因。在污水灌溉的农田上生长的农作物容易受到污染，有的农作物大量吸收富集某些有害物质，达到很高的浓度后，因而引起食用者中毒，如污水中的镉通过污水灌田而富集到稻米中，引起镉中毒。

固体废弃物型污染主要是工业废渣、生活垃圾、粪便及化肥与农药等对土壤的污染。其特点是污染范围比较局限和固定，但也可通过风吹和雨水淋溶冲刷而污染较大范围的土壤。有些有毒重金属废渣和放射性废渣污染土壤，持续时间可以长达数十年以上，不易自净。

排放的固体废弃物还可成为蚊蝇滋生地，污染水源和空气、破坏农田和植被等。目前，在农业生产中广泛使用农药、化肥也是造成污染的主要原因，特别是一些在土壤中残留期长的农药、大量化肥，会造成许多有毒物质在土壤中积累。施用未经无害化处理的人畜粪便，是土壤被致病菌微生物和寄生虫污染的主要原因。

气型污染是由于大气中的污染物自然沉降或随降水而降落进入土壤。不同类型的厂矿排放到大气中，含有汞、镉、铅、砷、锰等毒物的烟尘可进入土壤。例如，大型冶炼厂排入大气中的大量含氟的污染物，落到附近土壤中，其污染半径可达 5～10 km，甚至更远。大气污染物中的 SO_2 和其他氮氧化物形成的酸雨落入土壤中，使土壤酸化，破坏生态平衡，其污染距离更远。

七、食品类污染

受到有害物质的侵袭，造成食品安全性、营养性和（或）感官性状发生改变的过程被称为食品类污染，存在于食品中的有害物质称为食品污染物。在食品的生产、加工、运输、销售过程中均有可能发生食品污染。它可能改变食品正常的感官性状，降低食品的营养价值、卫生质量和安全性，并危害人体健康。

（一）生物性污染

生物性污染主要是微生物的污染，包括细菌和细菌毒素、霉菌和霉菌毒素、肠道病毒等；寄生虫及其虫卵的污染，常见的有蛔虫、绦虫、囊虫、旋毛虫、姜片虫等寄生虫的污染。

（二）化学性污染

化学性污染是指有害化学物质的污染。食品的化学性污染物种类繁多，危害最严重的是农药、有害金属、N-亚硝基化合物等。农药残留对环境和食品造成的污染（包括农药本体物及其有毒衍生物的污染），称为环境农药残留或食品农药残留。有害（毒）元素污染食品的途径包括以下几点：①高本底含量：某些地区的大气、土壤、水源中的某种元素含量的本底值相对或明显高于其他地区，造成这些地区生产的食用动植物食品中的有害元素含量较高。②环境污染：工业区的"三废"滥排、农药滥用、家庭污水滥排等均会造成有害元素对环境的严重污染，直接或间接污染食品，使有害物质进入人体。③食品生产加工过程中的污染：在食品加工中，接触的机械管道、容器及使用的添加剂，存在的有害元素在一定条件下可污染食品。

（三）物理性污染

物理性污染主要是放射性物质污染。食品放射性污染主要来源于放射性物质的开采、冶炼、生产，生活中的应用与排放及其意外事故的发生，特别是半衰期比较长的放射性核素污染，如铯-137（Cs）、锶-90（Sr）等，在食品安全上的意义更为重要。

八、睡眠节律紊乱

睡眠的自律特性，是指人体适应大自然昼夜节律而形成的睡眠—觉醒节律，它是人类生存必不可少的条件，也是人和高等动物维持生命活动所必需的生理过程。

《内经》对生命节律的认识很丰富，主要有昼夜节律（日节律）、气血盈亏节律（月节律）、四时节律（年节律）、生命周期（超年节律）等，其中昼夜节律与睡眠的自律特性最相关。而睡眠自律特性，即睡眠—觉醒节律，其本质是一种生理韵律，是人类在长期进化过程中形成的、与宇宙自然昼夜周期同步的一种生命活动，并有体内适应机制。

目前，人们工作节奏加快、生活规律紊乱，一些人在假日里因为没有了平日工作的压力而通宵达旦地进行娱乐活动，睡眠则毫无规律，还有人趁假期"恶补"睡眠，这种扰乱睡眠节律的行为都会导致精神不振、睡眠质量差，甚至会引发疾病。

目前，由于手机、电脑的普及，城市中夜生活的增加，青少年学习压力过重，引起了一部分人群的睡眠时间不足、睡眠节律紊乱、睡眠质量下降，精神亚健康人群逐年上升，严重影响了国民的身心健康。因此，充分发挥意识的能动作用，顺应大昼夜和四时的节律，做到起居有时，保证充足和高质量的睡眠，对保证人体精气神发挥正常作用意义重大。

九、生活工作中的过逸

逸伤，是指过度安逸致病，具体来说，指人既不适当进行体力劳动，又不参加体育锻炼。过度安逸，或好逸恶劳，久则致病。

目前，由于生活和工作环境的变化，劳逸致病的病因已呈现以逸伤为主的现象。生命在于运动，而目前的社会现象则是运动的少了，不运动的多了，特别是网络时代的到来，人们基本上都是坐在电脑前工作，回家后不离电脑、电视、手机；居住在高层楼房的人们多以电梯代步，几乎没有运动空间；出行则是飞机、动车、汽车等，步行者更是少见。

十、药源性疾病

药源性疾病是医源性疾病的主要组成部分，又称药物诱发的疾病，简称"药物病"，是指药物作为致病因子，引起人体功能或组织结构损害，并具有相应临床经验的疾病。

药物除了具有防治疾病作用外，还有可能给人带来不良反应。俗话说"是药三分毒"，这里的"毒"即为药物不良反应（ADR），药物作用具有两重性，既可治病，也可致病。近年来，随着各类新药的不断涌现，药物品种日益增多，临床上大剂量、长疗程、合并用药的情况越来越多，药源性疾病的发生率逐年上升，药物不良反应的监测越来越受到人们的重视。国际药物不良反应监测的范围已从一般的化学药品扩展到传统药物、血液制品、生物制品、医疗器械及疫苗。药物警戒不仅涉及药物的不良反应，还涉及与药物相关的其他问题，如不合格药物的使用、用药错误、缺乏疗效的药物、无科学依据地扩大药物适应证、药物的急慢性中毒、药物滥用和误用、药物与药物或药物与食品的相互作用等所致的潜在安全性问题。

十一、医源性疾病

医源性疾病，指在诊治或预防疾病过程中，由于医护人员各种言行、措施不当而造成不利于患者身心健康的疾病。其大致可分为诊断性医源性疾病和治疗性医源性疾病两大类。据不完全统计，目前我国医源性疾病的发病率占总发病率的三分之一左右，其中，中医中的医源性疾病包括中医药中个别具有毒性的中药使用过量、过久中毒，中药针剂极少数的不良反应，以及使用中医治疗技术不当而引起的不良反应等都是医源性疾病。

第三章

中医药文化传承与传播的危机与挑战

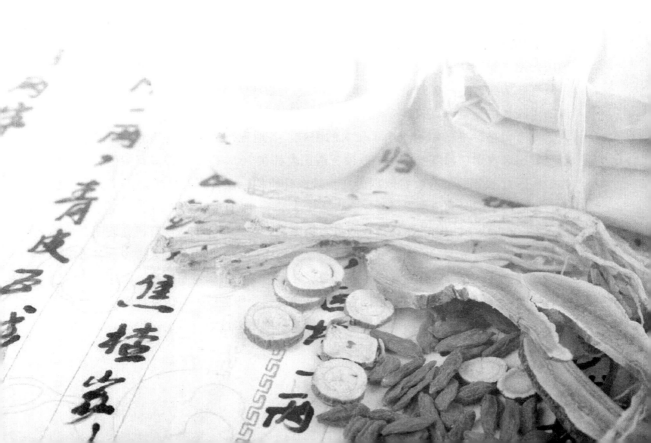

第一节　中医药文化传承与传播的危机

一、中医正在丧失本体地位

近百年来，中医的发展出现了危机，甚至曾面临被取缔、被消灭的境地。从历史环境中看，伴随着新文化运动，中医药学不可避免地遭到了前所未有的批判。在这样的语境中，中医药成了"失语的中医"，正在丧失自己的本体地位。

从现实的情况看，如果离开中国传统人文文化的教育和传播，中医药执业人员单纯学习中医诊断、方剂、药性，那么终究难成一代中医名家（即使一时出名，也后劲不足）。同样，中药也难以保持和发展地道药材与传统炮制方法。与中医药相关的产品，包括中医药文化产品难以形成良好、持久的市场氛围。离开文、史、哲等文化的滋养，中医理论也难以得到健康持续的发展。

二、中医医疗服务实践中面临的阻碍和困难

在现实的医疗服务实践过程中，中医医疗服务仍面临着诸多阻碍和困难。医疗服务价格普遍偏低已成为目前最突出的问题。在治疗效果相同的情况下，当前中医服务价格远远低于同类西医服务，且差距很大。中医医疗服务收费项目偏少，《全国医疗服务价格项目规范（2012年版）》规定的9 360项服务项目中，中医服务项目只有327项，约占3.5 %，其中大家最熟悉的拔罐收费标准仅7项，而且这7项中包括了现代的电罐和磁罐等。这说明，还有相当多的中医服务项目没有纳入规范，也给地方价格标准的制定带来了较大的困难。各地现行的医疗服务价格标准或手册规定的中医收费项目基本不足300项，占比大都在10 %以下。许多有特色、有效果的中医医疗服务因没有收费依据而在正规医疗机构无法开展，既满足不了群众的需求，又阻碍了中医的传承发展。

同时，医疗机构中的中医医疗服务亏损率高，收入占比少。现有研究表明，中医服务可开展的项目少、价格较低，造成医疗机构中的中医类服务收入较少，各级医疗机构开展中医医疗服务存在普遍亏损现象。在目前医疗市场竞争激烈、医疗机构以创收为导向的情况下，许多医疗机构不愿开展中医诊疗服务。一些医院和医生甚至对中医诊疗效果更好、能用中医诊治的病种，都不采用中医诊治方法。这更阻碍了中医的传承与创新发展，使之陷入了恶性循环。

传统中医服务较少使用现代大型设备，诊疗服务主要依靠医务人员的经验和技术。其诊疗时间长，通过辨证论治，推敲理法方药，人力成本占整个医疗服务过程成本的绝大部分。此外，中医医疗服务具有较高风险性，尤其是突出体现个人技术的手法技术，如针灸、手法整复术等。这需要医生多年智慧和经验的积累，甚至是医生一生专业知识和临床经验的精华。中医隐性知识多，需要个人长期的实践、应用、感悟才能转识成智。因此，中医医疗服务是体现个人知识和智慧，具有高技术成本、人力成本和风险成本的医疗服务。而目前中医医疗服务定价与西医服务定价执行同一标准，存在严重的重设备轻人力现象，而且人力成本多用人员工资、各种奖金、津贴和社会保障等，与服务量联系密切。西医医疗可以通过多种检查服务项目甚至药品加成来补偿收入的不足，但在中医服务上难以实现，尤其是对于非药物疗法。不考虑时间、知识、技术、人力和风险成本的定价导向，必然不能反映中医医疗服务的特点和成本构成，无法体现医生的价值，与实际成本有较大的差距。

不应反对用现代科学手段和西医标准来研究中医药，应该承认其研究价值。中医药的科学研究和文化研究并不是截然对立的，而是相辅相成的。中医具有较其他医学更为浓厚的文化属性。医学的对象是人的生命，生命是医学的本体，所以生命文化就是医学的元文化。

中医在认识生命的本质、规律问题上，有着不同于西方鲜明的个性色彩。例如，中医将"气"看成是生命的本源和动力，将阴阳五行看成是生命的过程序列和存在方式。中医比现代医学更能反映民族的文化特征，从某种意义上说，与其将中医看成是一门生命科学，不如将中医看成是一种生命文化。因此，在当前中医发展仍处于低谷的时期，应该从生命文化的角度，加强对中医药文化的研究，促进中医的良性发展。

第二节　时代变迁对中医药文化传承与传播的影响

一、古代中医药文化的传承与传播

"医巫分离"是中医药形成的最早萌芽。《淮南子·修务训》记载了"神农尝百草之滋味，水泉之甘苦，令民知所避就。当此之时，一日而遇七十毒。"乃至"藕皮散血，起自庖人；牵牛逐水，近出野老"等上古人类求取医药知识的记录，标志着古人摆脱超自然力量控制的追求和努力。《淮南子·说山训》中"医之用针石，巫之用糈藉"，说明了医、巫的区别，有了区别就有了划分的依据，这与中医学知识体系所植根的文化土壤有关。对自然界的直观、整体、唯象的认识，导致中医学思想体系一直都有"意""测""推导"之类的思想方法，对事物本原的追求欲望并不十分强烈。

由汉唐到宋元，在漫长的一千多年中，中医药发展成就辉煌，医药学与四大发明一样，代表着中国科学技术发展的水平。东方"医圣"张仲景的《伤寒论》是标志性的论著，有完整的知识体系，有独特的研究对象，有长久的时代传承，完成了《黄帝内经》理论与临床实践的衔接，使中医体系理、法、方、药诸环节贯穿融会，集四诊、八纲、辨因、论治、处方、用药、针灸、外治于一体，对后世中医临床有极其深远的影响，成为《黄帝内经》以来我国医学史上的第二座里程碑。《肘后备急方》《刘涓子鬼遗方》《诸病源候论》《脉经》《针灸甲乙经》《千金要方》《外台秘要》等名著是中医的辉煌成就，以及"金元四大家"开创医学流派的肇始等不一而足。

借助历史的惯性，明、清两代医家也曾创造出不少优异的成就，这些成就主要表现在三个方面：①对历代中医学术集大成式的总结，如明代李时珍的《本草纲目》、明代朱橚主持编撰的方书《普济方》等；②文献整理式的文本考据、注解，如明、清两代的大量医经校、注、辑佚；③带有近代科学意义的医学意识偶有产生，如明代的人痘接种、清代吴又可的"瘟疫学说"等。

二、近代中医药文化传承与传播的困境分析

（一）西方科学主义崛起的冲击

17世纪牛顿经典力学体系的建立、19世纪三大发现及20世纪相对论和量子力学的提出，均为西方科学主义的兴起和发展提供了现实的土壤。机械的、分析的、还原的科学主义方法广泛应用，其释放出来的巨大能量带来整个社会面貌的变革。科学观念逐渐深入人心，人们开始用科学的观念来审视自身及宇宙。机械分析、逻辑证实等科学方法被认为是最为可靠的，运用这些方法得到的知识是真正的知识，怀疑、批判的精神是真正理性的精神。它们不仅完全用逻辑的、实证的观点来审视科学，而且完全用逻辑的、实证的观点来审视整个文化，带来人与自然、人生观、世界观的根本性变革。人们可以利用自然科学的方法来认识自然、改造自然，反之人也是可以被认识的。

在西方科学主义占主导地位的情况下，中医药文化的价值显然并不符合西方近现代的科学思维、效率思维、还原思维，实验医学成为主流医学，相对于中医，西医占据了话语霸权地位。如果不改变这种状况，中医的生存土壤必然受到挤压，其话语权将丧失得更多。

就学科而言，西方的学科团体、教育理念、学制设置、学科设置、教材编写等都影响了近代中国不同学科学术共同体的形成与学科的制度化。中医的学校教育也同样

受到影响。于是，中医药的理论受到误解和批判，中医药在教育传承上也陷入困境。是否对传统中医学采取批判态度甚至成了是否拥护和支持科学、先进、文明、现代的标志，受到这种激进文化思潮的影响，"废止中医"的谬论曾被数次提起。先是北洋政府把中医药完全排斥在医学教育系统之外，后又发生了国民政府中央卫生部制造的废止中医案等事件，传统医学面临着生死存亡的、艰难的历史考验。

1912年7月10日至8月10日，南京临时政府教育部召开第一届临时教育会议，会议经过讨论，仿效日本学制，决定在全国范围内废除旧的学堂制，学堂改称为学校，形成并通过了《学校系统案》，由教育部制订颁布统一的学程科目。此后，教育部颁布了有关医药教育的规程令，分别是1912年11月22日部令第25号《医学专门学校规程令》、部令第26号《药学专门学校规程令》和1913年1月教育部公布的大学规程。后者将大学分文、理、法、商、医、农、工七科，医学类又分医学与药学两门。医学的科目共计51科，药学分为52科。而两次规程均未将中医列入其中，完全将中医排斥于教育系统之外，这就是近代史上的"教育系统漏列中医案"。中医被"漏列"的消息一经传出，舆论哗然，中医界反应尤为强烈。

1929年2月，南京国民政府卫生部召开第一届中央卫生委员会议，会上讨论了有关废止中医药的提案共四项，分别是：《废止旧医以扫除医事卫生之障碍案》《统一医士登录方法》《制定中医登记年限》《拟请规定限制中医生及中药材之办法案》。

1929年4月29日，教育部颁布第八号公告："查现有之中医学校，其讲授与实验，既不以科学为基础，学习者之资格与程度，亦未经定有标准，自未便沿用学制系统内之名称，应一律改为传习所，以符名实。此项传习所，不在学制系统之内，即无庸呈报教育机关立案。其考核办法，应候内政、卫生两部商订，通令遵照。"并于同年8月23日下令取缔中医学校，禁止各校招生。

从中医药学科被教育部的"漏列"到中医药行业被卫生部的全面"废止"，是全盘否定中国传统文化的错误倾向，已超出了医学学术的范围，中医药学只能在压迫中求生存、在变革中求发展。

（二）中国的新文化运动的冲击

近代以来的新文化运动当然有其积极的一面，但是其欧化思潮、反传统思潮也有一点矫枉过正的嫌疑。这种矫枉过正就阻碍了中医药的传播和传承。深受西方科学文化影响的知识分子，习惯采用以西例中的方式，对中医理论大加批判。陈独秀、胡适、鲁迅、傅斯年、郭沫若、丁文江等的话语和著作里，无不透露着批判传统中医的辛辣文字。中医更是被海归置于弱势文化的行列，备受打压。

以五行学说为例，中医学借鉴了传统文化中的五行学说，用以概括和阐释人体的生理、病理变化及疾病的诊断与治疗，是中医学理论体系中极为重要的一种说理工具，但却受批判传统文化思潮的影响而饱受诟病。例如，严复在其所译《穆勒名学》中讲："中国九流之学，如堪舆、如医药、如星卜，若从其绪而观之，莫不顺序。第若穷其最初之所据，若五行支干之所分配，若九星吉凶之各有主，则虽极思，有不能言其所以然者矣。无他，其例之立根于臆造，而非实测之所会通故也。"谭嗣同根据西方化学理论来否定五行学说："观化学析别原质七十有奇，而五行之说，不足以立。"1915年，袁桂生将《拟废五行生克之提议》提交神州医药总会讨论，认为"医书中之最足为真理之障碍而贻人口实者，莫如五行生克之说"，提出废五行生克之建议。1923年5月，梁启超在《东方杂志》发表《阴阳五行说之来历》一文，文中讲："阴阳五行说，为二千年来迷信之大本营，直至今日在社会上犹有莫大势力。今当辞而辟之……阴阳两字不过孔子二元哲学之一种符号……并不含有何等神秘意味与矫诬之术数……五行……不过将物质区分为五类，言其功用及其性质，何尝有丝毫哲学的或术数意味……将宇宙间无量无数之物象事理，皆硬分为五类，而以纳诸所谓五行者之中，此种诡异之组织，遂二千年蟠据全国人之心理，且支配全国人之行事。嘻！吾辈生死关系之医药，皆此种观念之产物……学术界之耻辱，莫此为甚矣。"在《清代学术概论》一书中，梁启超批判："惟有阴阳五行之僻论，跋扈于学界，语及物性，则缘附以为辞，怪诞支离，不可穷诘；驯至堪舆、日者诸左道，迄今犹铭刻于全国人脑识之中，此亦数千年学术堕落之一原因也。"究其原因，并不单单是中西文化体系本身所存在的客观差异，在很大程度上也是受近代中国国情所限而影响了对中西文化的客观评价。也正因为如此，与传统文化密切相关的中医学，在和西方学科的冲击、碰撞与交融时，存在诸多误读。

新文化运动以来的中西医之争，同样是话语权之争，是不同话语之间的冲突。在不同话语系统的对话或冲突中，西化知识分子用科学主义的话语霸权批判中医，以西医的分类及西医的术语系统作为有效对话的唯一选择。在传统文化土壤被不断批判的过程中，中医同样在失去了自己独特的符号系统，以及自己的话语权，走向"失语"的状态。

（三）中医药文化自身的不足

中医药理论产生于春秋战国时期，这种多学科式的理论体系、格言式的表述方式，在数千年中不断被后学者注疏、诠释，在"六经注我"和"我注六经"的传承创新范式下，不断随着历史的发展而发展，其理论和实践为中华民族的繁荣昌盛发挥了不可磨灭的作用。但由于历史的局限，以及中国近代科学精神和科学技术的落后，加之中医药文化自身同样存在许多保守的、落后的，甚至糟粕的内容，阻碍了中医药文化在现代的传承、传播和创新发展。一是中医药理论中渗入了若干玄学和易学，使现代人难以理解和接受，中医药文化的带来负面影响。二是中医学自身的封闭性，缺乏与外界进行信息交往的主动性、积极性，习惯于从已有的认识中寻找现成的"答案"，不愿怀疑已经被普遍接受的观点，特别是古贤或权威的学说，这些思维特征严重阻碍了中医学的突破与发展。

同时，中医药文化传承与传播的机制及路径仍未突破自身固有的枷锁。在信息快速传播的今天，中医药文化价值的实现仍然更多地依赖传统文化的遗存。一是需要依靠政府更多地运用行政手段进行推动；二是中医自身缺少有意识的文化创新建设，缺乏运用现代科学文化手段进行创新式传承的主动性，即缺乏主动向社会公众推介，以及利用社会多元化主体的共同协作来进行中医药的文化传播。当前，中医药文化传播形式过于单一、内容过于专业化，多为科普知识宣传手册、中医养生知识等，质量良莠不齐，缺乏长效机制，严重阻碍了中医药文化价值的社会认同和传承、传播效果。

中医药文化传承与传播的研究仍然处于较为初级的水平，不仅目前研究的成果较少，而且研究范围相对较窄、内容不够细致深入。从诸多研究可以看出，它们仍多是从中医药文化的人才培养、政府支持、加大资金投入等角度进行分析，对中医药文化传承与传播的主体和客体分析、普遍功能、方式、模式、路径、策略、机制、理论依据等方面的创新挖掘少之又少。中医药文化价值的实现，需要依赖新的传承与传播的理论机制和路径创新，设计合理的制度安排，充分发挥社会各主体的积极性。

第三节　中医药文化传承与传播的意义

一、促进我国卫生服务体系的发展和完善

我国已初步建立了遍及城乡的各级中医医疗服务体系，中医药学科服务社会的功能不断增强。2020年末，全国中医类医疗卫生机构总数达72 355个，比2019年增加6 546个。其中，中医类医院5 482个，中医类门诊部、诊所66 830个，中医类研究机构43个。与2019年相比，中医类医院增加250个，中医类门诊部及诊所增加6295个。2020年末，全国中医类医疗卫生机构床位132.4万张，其中，中医类医院114.8万张（占86.7％）。与2019年相比，中医类床位减少5 038张，但中医类医院床位增加5.7万张。2020年末，提供中医服务的社区卫生服务中心占同类机构的99.0％，社区卫生服务站占90.6％，乡镇卫生院占98.0％，村卫生室占74.5％。

国家中医药管理局在2008年启动了"治未病"健康工程，探索构建中医特色预防保健服务体系，先后遴选确定了3批共103家"治未病"预防保健服务试点单位，

涉及 30 个省（区、市）和局直属直管医院。既有中医医院、综合医院、专科医院，也有社区卫生服务机构、疾病预防控制机构和保健服务专门机构；既有政府举办的，也有非政府举办的。许多非试点单位也积极开展了中医"治未病"工作，为人民群众提供"治未病"服务。各地各部门按照《中医药发展战略规划纲要（2016—2030 年）》的要求，营造中医"治未病"的社会氛围，提升中医"治未病"的服务能力，优化中医"治未病"的政策措施，探索中医"治未病"服务模式。

近年来，独立养生机构得到了快速发展，中医预防保健服务内容和手段日益充实，中医预防保健的技术和产品不断丰富，按摩、膏方、艾灸、药浴等传统养生保健方法的运用进一步规范。与此同时，整理挖掘、发展创新了如体质、五音、证素辨识等健康状态测评技术，以及砭石疗法、经络调理、音乐调理等干预技术和器械。在技术产品不断丰富的前提下，一些地区和单位还积极探索了针对中年人、妇女、儿童、老年人等不同人群的、不同疾病的、模式化的干预方式，并取得了初步的效果。

从 2007 年开始，"中医中药中国行"大型科普宣传活动深入开展，以弘扬中医药文化。十余年来，"中医中药中国行"作为宣传中华优秀传统文化的重要窗口、普及中医药健康知识的重要平台、提高全民健康素养的重要抓手，已成为深受老百姓欢迎的活动品牌。除中医药健康文化大型主题活动和中医药健康文化知识大赛外，还有中医药健康文化精品遴选、推进中医药文化进校园活动等。

二、促进社区健康管理建设，最大限度地满足群众卫生服务需求

当今人类健康的观念已经发生了重大转变，世界卫生组织（WHO）指出，健康是一种生理、心理及社会适应良好的完美状态，其不仅是没有疾病或身体不虚弱，而是三个维度递进的状态：一是生理健康，躯体的结构完好、功能正常，躯体与环境之间保持相对的平衡；二是心理健康，指人的心理处于完好状态，包括正确认识自我、环境和及时适应环境；三是社会适应能力良好，指个人的能力在社会系统内得到充分的发挥，人体能够有效地扮演与其身份相适应的角色，个人的行为与社会规范一致、和谐融合。因此，随着人类疾病谱的变化、医学模式的转变、人口老龄化进程的加快，以及人们对健康需求的增加，以社区为基础开展健康管理建设已经成为国家卫生事业的重要组成部分。

健康管理的理论和实践符合新的健康概念的内涵，顺应了消费者健康需求的变化。查普曼（Chapman）和佩尔提埃（Pelletier）认为，健康管理是为了帮助特定人群中的每一个人减少发病次数、改善健康状况、改进卫生服务利用方式，以及提高自身生产力，从而运用新式技术进行主动、有组织并注重成本效果的预防。一般认为，健康管理是对个体或群体的健康进行全面监测、分析、评估，提供健康咨询和指导，以及对健康

危险因素进行干预的全过程。其宗旨是调动个体、群体及社会的积极性，有效地利用有限的资源来达到最好的健康效果，通过提高全社会的健康意识，以及改善人群的健康行为和生活方式，促进每一个社会成员提高生活质量，最终实现人民群众对幸福和谐生活的追求，以获得最大限度的快乐与幸福。

社区健康管理以社区全体居民为服务对象，以社区卫生服务体系为依托平台，充分利用政府及社会资源，对社区居民进行健康信息收集、监测预评估，对危险健康的因素进行指导与干预。社区健康管理体现的是全人群的健康管理，综合运用管理学、心理学、社会医学、营养学、临床医学等知识，以社区为依托将卫生工作的重心由被动的疾病治疗转向主动的健康管理，以实现合理利用医疗卫生资源、节约医疗费用支出、维护人民群众身心健康为目的，促进社会和谐，实现社会福利的最大化。

目前，我国社区健康管理工作仍处于起步探索阶段，公共卫生资源不足、社区卫生资源配置水平较低等仍然是限制我国社区卫生工作发展的主要因素。中医药是中华民族的瑰宝，其中许多观念认知、行为方式、诊疗技术等与现代健康理念不谋而合。时至今日，中医药文化仍能发挥巨大的价值。国家中医药管理局颁发的《中医医院中医药文化建设指南》指出，大家普遍认为，中医药文化的核心价值主要体现为以人为本、医乃仁术、天人合一、调和致中、大医精诚等理念，可以用仁、和、精、诚四个字来概括。传承和传播中医药文化，在当今社会建设和人类健康发展的作用，具体可概括为：①生命价值方面，道法自然的宇宙观和自然观，重视正气、中和平衡的生命观、生活观，燮理阴阳、身心共养、形神兼具、动静相宜、重预防的顺势适时养生观，"治未病"思想等，这些观念的普及与传播，对现代社会百姓健康素养的提升有极大的促进作用；②思想价值方面，中医药学的价值判断、思维方式、认知方式等，仍是对现代人类思维和实现的重要补充，其蕴含的仁、和等思想，不仅可以促进人的和谐发展，而且可以促进社会的和谐发展，优化社会发展模式；③科学价值方面，中医是多学科知识的整合，体现了生命的整体观、有机观、动态观，这是对现代医学的补充和丰实，有利于转化医学和整合医学的发展；④伦理价值方面，以人为本、济世活人的价值理念，大医精诚、淡泊名利的精神，是医务工作者永恒的道德追求。

更为重要的是，中医是实践医学、经验医学，其简便验廉的诊疗方法及各种中医药特色而非药物适宜技术，是中医药在社区健康管理中发挥作用的独特优势。首先，在自然观和整体观思维的指导下，辨证论治成了中医药诊治疾病的最大特色。通过望、闻、问、切，将病史、症状、体征等临床资料进行综合，分析疾病的病因、病机、病位、病性及疾病的发展趋势，从而根据病情个体的差异，因人、因时、因地制宜地给出个性化诊疗方案，较少依赖大型设备检查。其次，中医药适宜技术的操作简单，易于快速使用，临床疗效明显，群众喜闻乐见。医务人员稍加指导，社区采取各种形式充分调动大家的积极性，便可成为社区健康管理中十分适宜的指导和干预措施。

因此，中医药学中众多优秀的人文价值观念、生活行为方式、防病治病理念和方法技术，均体现了现代循证医学的理念及健康管理的要求。中医药"简便验廉"的特点是其社区推广的独特优势。结合现代技术，收集、监测社区居民的健康信息，以中医药理论和手段对居民健康进行评价、指导和干预，创建具有中医药特色的社区健康管理新模式，以新的管理理念为依托，充分调动各方的积极性，优化资源配置，保障群众的健康水平，减轻患者的负担，在当前卫生事业发展中具有至关重要的意义。

三、促进中外文化的交流和世界卫生事业的发展

中医药很早就有了国际交流。张骞出使西域、马可·波罗东来、鉴真和尚东渡、郑和下西洋等都是引进消化吸收海外来的药物，向海外传播中医药文化的代表性事件。具体说来，公元5世纪起，中医药就相继流传到印度、阿拉伯、日本、朝鲜、越南等国；公元10世纪后又向西方国家传播，对当时东方和西方医疗保健和医药学发展产生了较为深远的影响。现在承认并使用中医药的，基本上都是受中国文化影响深远的周边国家（日本、韩国和东南亚各国）及西方国家的华裔社区。西方国家的主流社会的使用范围仍然十分局限。但随着中医药在全球范围的传播，以及美国、欧盟国家对中医药了解的加深，这些国家也在加大对中医药的研究、开发、管理和使用的力度。

发达国家的医学理念，随着崇尚健康观念的产生而发生了根本性改变，医学目的正由治疗疾病转为维护健康。西方国家医药体系由于日益突出的药物毒副作用、耐药性，以及不堪重负的医疗费用等问题而举步维艰。在美国，一个新药的研发成功需要5～10年的时间，3亿～10亿美元经费。因此，化学药物，特别是新药价格居高不下，问题是如此昂贵的药物带来的负面影响却不容忽视。因此，西方国家迫切需要一种实用、经济和人性化的医疗保健体系，这也是近年来发达国家将目光转向植物药的原因所在。而讲究高生活质量、个性化服务、远离化学人工制品的中医药医疗体系为其提供了一个最佳答案。

随着健康观念和医学模式的转变，中医药的整体思维，辨证论治、"治未病"等核心思想，正逐步得到国际社会及多学科的认可和接受。近年来，中医药在卫生应急和重大疾病防治方面的特色和优势作用正被越来越多的国家和地区所认识。如今，越来越多的外国人对我国传统文化特别是中医药学产生浓厚兴趣。"到中国学中医去！"是20岁左右国外年轻人的共同选择。据统计，每年有来自130多个国家和地区的近1000名留学生、进修生来中国学习中医。近十年来，中医药事业取得了长足的发展。多种形式的中医药机构对外提供医疗保健服务，向全世界展示了中医药在医药卫生和

促进人类健康中的独特优势；多途径、多形式、多层次的中医药国际教育合作已具有一定规模，一些中医药国际科技合作项目在国际医学界引起广泛关注，中药企业走向国际市场的步伐加快，中医药产品和服务贸易稳步发展。

国际标准化组织中医药技术委员会已经成立。"中医针灸"已列入"人类非物质文化遗产代表作名录"，《本草纲目》和《黄帝内经》已列入"世界记忆名录"。中医药在国际医学界的地位越来越重要，中医药对外交流与合作工作，已成为我国外交工作和中国特色医药卫生事业发展中，富有特色且不可或缺的重要组成部分。同时，中医药对外交流与合作还面临着不少困难和问题。中医药科学内涵、地位和作用还没有得到国际社会的广泛理解和认可。许多国家的政策性、技术性壁垒限制了中医药为世界各国人民提供医疗保健服务的能力。中医药在海外发展过程中存在良莠不齐的现象。当前的科技支撑能力、人才队伍和中药企业的国际竞争力和影响力还不能满足中医药对外交流与合作，以及中医药走向世界的需要。中医药对外交流与合作工作的任务仍然十分艰巨。

第四章

中医药文化传承与
中医的未来

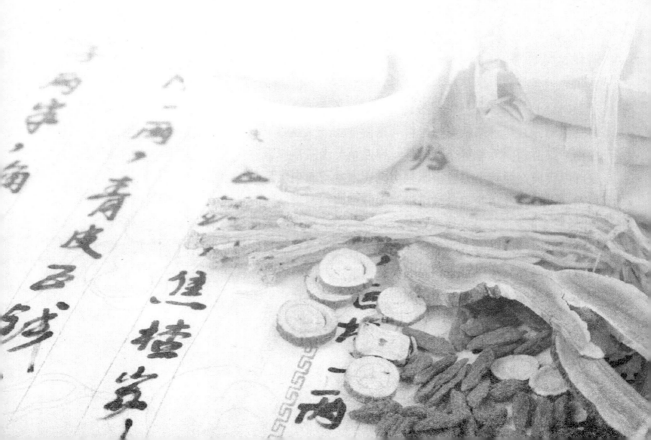

第一节 中医药的传承与传播：中西医比较研究的新境域

中医和西医好比是为识别和处置人体的生命活动和病理变化，而采用两种不同的编程语言编制的软件系统，在没有找到一个合适的接口以前，二者并不兼容或者说兼容性很差。因此，比较中西医在科学思维方面的差异，对从本质上了解两种医学体系各自的长处和不足，帮助确立中西医结合的切入点和结合途径，发挥两种医学各自的优势，具有重要的意义。

一、中西医对世界的认识和解释不同

对世界本原的认识不同，因而对事物生成机制和运行模式的理解不同。中医偏于系统论，认为是由分而生，西医偏于还原论，认为是由合而成；在具体的认识途径和方法方面，中医注重综合研究，西医注重分析研究；在事物运行机制的保障方面，中医是借助事物内部的矛盾运动加以调整，西医是针对出现问题的局部进行"修补"或"更换零件"。

以对舌的观察为例，西医中除非舌的局部有溃疡或炎症，一般不重视舌诊；而中医对舌质、舌色、舌体、舌苔的观察就非常仔细，不是为了了解其微观结构和局部病变，而是将其作为观察人体整体病情深浅、轻重、进退和气血阴阳的窗口。

中医从系统论出，发可以撇开对事物细枝末节的把握而对整体属性作出判断，并据此进行有效的治疗，但往往认识偏于肤浅，因此中医也在吸收现代医学的技术，提升辨证论治的水平。例如，借鉴内镜观察胃黏膜，黏膜色淡，多为气血亏虚证；黏膜充血水肿，多为热证；黏膜红白相间，黏膜下血管清晰可见，多为气虚血瘀证。这样的辨证论治科学性更强，这就是中西医结合的一种方式。

西医也并非只注重局部而全然不顾整体。从早年的"应激学说""稳态理论"到近年的"内分泌免疫网络理论"，西医对整体调控机制的研究也越来越深入，不过其最终着眼点还是调控系统中细胞与分子水平的具体物质在信号传导中的变化和作用，即以分析研究为主；而在整个网络调控的物质基础完全阐明之前，西医理论体系的固有特点决定其仍然难以从整体上把握生命活动的规律。

二、中医重"道"，西医重"器"

诊断和治疗是临床医学的两个基本步骤。中医有其特有的信息收集和整理归纳方法，即依靠望、闻、问、切四诊法，在综合的基础上进行判断；西医则依靠体格检查、实验室检查及各种特殊检查，分析病变的各种细节。

西医以物质为基础，以分析的方法为手段，从基础医学到病因学、病理学，都以阐明物质的结构、变化为目的；而中医以整体观和综合的方法来认识疾病，这种整体特征的思维方式表现为意象思维和类比思维，这种思维方式决定了中医在认识事物的时候，关注的是事物的属性而不是其物质性。

中医的病因，外感有六淫，内伤有七情。六淫和七情都是对致病因素的属性判断，而不是具体的致病物质。拿最常见的感冒来说，西医简称"上感"，病变部位明确，是上呼吸道；病因清楚，是由感染引起；根据临床表现和病原微生物的种类还要进一步判断是细菌性，还是病毒性，对致病因素要了解得非常具体。同样是感冒，中医称之为"伤风"，一个"伤"字表明，中医认为在人体和病邪（疾病）的抗争中，正气受了伤害，即使对这样一个局部的小毛病也要从整体来认知。

三、中医提倡中和之道，西医重视指标达标

西医一般以局部病变是否治愈，各项化验指标是否恢复到正常范围来判断治疗的效果或作为是否康复的标准；而中医则提倡中和之道，"和"就是阴阳平衡或协调，这是最高境界的健康。

阴阳平衡是一种属性的平衡，没有绝对的量化标准，只有相对的和谐。人与人不同，健康人、病人，青年人、老年人，他们的阴阳平衡就不可能处在同一个水平。得了病能完全恢复健康当然最好，但这只是阴阳平衡的理想状态，对更多的人或在更多的情况下，则要结合个体的情况来维护阴阳平衡。例如，对老年人，不可能要求他们的各项生理指标都达到青年人的水平，他们的阴阳平衡主要体现为在老年机体功能衰退的前提下做到气血调和。

四、中西结合，优势互补

西医的物质观是建立在现代科学基础之上的。随着科学的发展，西医不断地吸收人类积累的知识和创造的成果来推动自身的进步。X线、CT、磁共振、PET等影像学诊断设备的出现，大大提高了对病变定位和定性诊断的水平；生物化学和免疫学检测技术的进步，成为阐明病变功能基础的重要手段；各种高精度分析技术的出现，使人们能够了解体内的微量物质，甚至衡量物质的变化；各种介入治疗手段的问世，对病

变的治疗更加精准，对病变以外组织的损伤大大减少；基因组学、蛋白质组学和代谢组学的问世，使人们在分子水平上对疾病发生的机制和遗传，以及环境因素对人体健康和疾病的影响有了深刻的认识，为采取相应的措施来防病治病奠定了基础。21世纪是现代科学不断有所突破的世纪，也是现代医学迅猛发展的世纪。

反观中医，其特殊的科学思维方式、重"道"轻"器"的属性观，取象比类的思维方式，都存在明显的不足。其结果是：中医长期游离于现代科学技术体系之外，难以吸纳现代科学技术的各种最新成果，先进的仪器、设备、方法、技术不能代替中医的整体思维，对中医病变属性的判断少有帮助。在生产力和科学技术水平相对低下的年代，中医的这一弱点显现尚不充分；但人类一旦进入高科技时代，与快速进步的西医相比，中医的发展就显得十分迟缓了。

有识之士在西方医学传入之初，就自觉或不自觉地觉察到中医和西医在科学思维方面的差异，意识到中医学必须和现代科学，特别是现代医学结合。中华人民共和国成立以后，党和国家领导人高度重视中医和中西医结合事业的发展。在党和政府的支持下，中西医结合事业有了快速的发展，出现了一批高水平的科研成果，如陈可冀院士领衔的活血化瘀治疗冠心病的研究，吴咸中院士牵头的中西医结合治疗急腹症的研究，以及以沈自尹院士为首的中医理论肾本质的研究等。

这些成果虽然分属于不同专科，但都有一个共同点，那就是较好地处理了中医和西医在科学思维方面的差异，尽量吸收二者的长处。以活血化瘀防治冠心病为例，西医对冠心病的认识是心肌供血不足；中医因其心前区疼痛，舌质紫暗或有瘀点、瘀斑等宏观表现而辨证为胸痹，即心脉闭塞不畅的血瘀证，认为其病因主要有气虚、阳虚、痰浊等。血瘀证只是一个属性的结论，到底涵盖了哪些具体的病变，传统中医没有回答这个问题，但气虚、阳虚和痰浊为其病因的看法又表明中医意识到胸痹这一局部病变的根源是在于整体的功能失调。

通过中西医结合的研究，发现冠心病血瘀证不仅有血液的高凝、高聚、高黏这些狭义的导致血脉闭塞的病理基础，还有血流动力学、血液流变学的改变，血脂的异常，内皮细胞功能的损伤，心肌细胞外基质的增殖，炎症反应等病理，深化了对中医血瘀证的认识。西药治疗冠心病的药物很多，但一种或一类药物往往只针对单一或少数靶目标，中医的活血化瘀结合病因标本兼治，不同于西药如阿司匹林只是降低血小板聚集，而是通过整体调节改善血流动力、血液流变，以及对造成冠心病的上述多个病理环节而发挥作用。临床实践证明，中西医结合活血化瘀治疗冠心病，疗效明显而稳定，大大丰富了冠心病综合治疗的手段和内容。

现代医学和传统医学并存，是我国医学事业得天独厚的优势。中医和西医都是科学。西医发展很快，日新月异；中医有自己的优势和特点，不但在日常医疗工作中发挥着重要作用，而且对某些疑难病症还有一定的疗效。但中医也不能"包治百病"。中医要与时俱进，不仅要在自身理论框架之内有所发展，还要注意吸收现代科学，包括现代医学的先进理论、技术和方法来丰富和充实中医。否定中医是片面和错误的，但故步自封、不思进取同样是阻碍中医发展的重要障碍。讨论中西医学科学思维的差异，是试图从认识的源头来分析两者的优势和不足，理性地对待这一问题，为更好地开展中西医结合服务。

第二节　现代医学的"围城"与中医的未来

一、当前中医所面临的形势

（一）中医药文化的衰落

中医药文化是中医发展的土壤，是中医发展的重要动力，也是中医复兴的重要途径，中医药文化衰落主要是虫长期以来的西方文化中心论、现代科学霸权主义思想造成的。在这种文化观念的指导下，中国人的民族自信心受到了严重打击，中国的传统文化受到了不断摧残，中医学也受到了持续打压。于是，在医疗制度、教育教学、科研设计、医疗思路等方面都出现了西化的倾向，导致中医药文化日渐衰微。

（二）中医的科学性受到怀疑

庸医、假中医泛滥，对中医造成了致命的伤害，一些人打着中医的幌子，盗用现代科学的新概念、新名词，声称自己在中医药领域有"革命性"的发现与突破。其实，这些"发现"与"突破"并没有多少经验与事实的支持，其理论概念、思维逻辑模糊不清。

（三）中医中独特的中华传统文化被忽视

中医是一门科学，构成这门科学的，不仅是几千年来积淀的丰富经验，更重要的是在经验之上的一套完整的、驾驭经验的理论体系，这就是中医自身独特的科学方法。但是，它与我们经常接触的、在现实生活中发挥重要影响的西方自然科学采用的方法论截然不同。中医是一门古代的自然科学，更准确地说，它是一门复杂的科学，它研究人体生命活动和治疗疾病所采用的主要是信息处理的方法，而不是西方自然科学（包括当代医学）常采用的还原论，所以西医质疑中医的科学性，其关键在于以西医的标准来衡量中医，这自然是不恰当的。

（四）研究思路和方法背离了中医药科研的发展方向

中医学是我国原创性医学，历经数千年临床实践的验证。中医药历来重视通过科学的方法探索理论发展的未知领域，解决临床实践中存在的问题，提高临床疗效，完善和发展理论体系。近年来，随着现代科学技术的发展，中医药理论反而受到质疑，创新性成果越来越少。分析其原因，主要是中医药科研思路违背了自身发展规律。

近代科学在确立其主导和统治地位过程中，方法论起着关键性作用。中医与西医最根本的区别，是各自文化背景所导致的思维方式不同，从而形成了各具特色的认识论和方法论。中医讲整体观、辨证论治，西医讲病因、病理、病位；中药讲性味归经，西药讲杀毒灭菌。中医药科研应按中医学自身发展的客观规律，以及与此相对应的思维方式，确定正确的研究方向、发展目标和研究方法。中医科研必须从临床实践中总结归纳辨证论治的方法、思路，应以研究药性，以及药性与中医理论的关系为切入点。然而，目前中医药科研淡化了中医理论整体思维方式，确立了以线性、分析还原论为指导思想，按现代医学的生理、生化、病理等量化指标来研究中医药"实质""本质"和"有效成分"，运用现代科学技术实施"微观探索""指标检测""客观实证"，试图从实验室里发展中医理论、开发中药新药，甚至把基因组学、蛋白质组学作为中医药研究的突破口，这种完全按照西医科研路子开展的中医科研违背了中医药发展的认识论和方法论。

二、中医学的特色与优势

（一）整体论是中医学的特色

中医学将人体看成是一个完整统一、和谐发展、有规律可循、可认识的整体。在中医看来，人体内部是一个整体，人体与外部环境也是一个整体。人体内部的各结构之间是互相联系、不可分割的，各功能之间是互相协调、互相影响的。人和自然环境、社会环境之间也是密切关联的。中医历来重视人和自然环境、社会环境的联系，反映出"天人合一""天人相应"的东方思想，这种整体思想贯穿中医的生理、病理、诊法、治疗和养生等所有领域，整体论观念满足了现代的生物、心理、社会和环境相结合医学模式的需求。

（二）"辨证论治"是中医的特色诊疗方法

辨证论治是在中医学基本理论的指导下，根据病人的临床表现辨别其病症的性质（病机），并依据辨别出来的病机确立治疗方法。这既是中医学的特点，也是其精髓，是其灵魂。中医学认为，人体发病都有一定的内在因素和外在因素，而发病后人体所表现出来的所有临床现象都不是孤立的，而是与其他临床表现有着密切内在联系的；

每一临床现象都不是彼此隔绝、互不关联的，而是互相联结、贯穿的，各种临床症状的出现，也不是杂乱无章的，而是一个有发生、发展内在规律的统一体。因此，临床上的"施治"，必须"辨证论治"，而"辨证论治"又必须在中医学基本理论的指导下进行。这和中医学的整体观念也是密切相连的，包含非常宝贵的辩证法思想。

（三）"治未病"所体现的预防保健思想

《黄帝内经》中的"治未病"包括三层含义：一为"未病先防"；二为"将病防发"；三为"既病防变"。"未病先防"，即未病者通过养生之术预防疾病的发生；"将病防发"，也可称为"邪伏防发"，即通过治疗邪伏未发之"将病"状态，防止疾病的形成；"既病防变"，即对已发之病及早治疗，防止疾病进一步加重而波及其他脏腑。最早见于《黄帝内经》的"治未病"思想，强调"未病而治"的预防医学思想，与现今的医学需求不谋而合。21世纪，医学模式由生物模式向生物、心理、社会和环境相结合的模式转变，医学理念也随之由治愈疾病转向预防疾病和提高人类健康水平。这说明21世纪的医学研究不仅以疾病为研究对象，而且把人类的健康作为主要研究方向，而"治未病"恰恰满足了这种医学需求。

（四）"治病的人"所体现的个体化诊疗模式

临床中医诊疗的对象不是病，而是患病的个人。中医在临床中特别重视每个病人的个体特征，坚持"以人为本"的个体化诊疗原则，要求在诊断、治疗和防病时，均应依据每个病人生理、病理的个体特征区别对待，注重医患双方的互动性和治疗方法的实用性、有效性，此即中医强调的"因人制宜"。一般来说，个人的生理、病理特征在辨证过程中多已纳入中医"证"（证型）或病机的诊断结论之中。因此，作为中医诊疗大法的"辨证论治"，实已蕴含"个体化诊疗"的要素。

（五）"调动疗法"重视提高人体的综合抗病能力

中医药治疗的目的在于提高人体的综合抗病能力和机体的恢复能力，强调扶正祛邪。中医药运用其调动疗法，在治疗很多复杂性疾病及代谢性疾病上有较大的优势。例如：糖尿病治疗，中药降糖并不占优势，但对并发症有很好的疗效；中药治疗慢性肾衰竭，主要是能明显延缓慢性肾衰竭的病理进程；而治疗肿瘤则是从整体提高人体的综合抗病能力与功能恢复能力入手，减少病痛，提高生活质量，延长存活期，减少放化疗的不良反应，增强其疗效；对中风后遗症的康复，针灸有着较好的疗效，可提高病人的独立生活能力；等等。

三、中医学存在的不足

（一）中医理论与方法创新不足

首先，中医的理论与方法具有模糊性与主观性，造成了其创新的困难性。中医的许多理论是运用取类比象的形象思维方法、司外揣内的观察方法和阴阳五行的方法建立起来的。这些方法造成了中医理论的模糊性和主观性。取类比象思维方法属于形象思维的范畴，应用这种方法作为研究人体生理、病理等的方法显然带有较强的主观性。司外揣内的观察方法是根据事物内部变化必将表现于外的原理，从其外在表现推知内部变化的情形，是从"象"到"脏"，但具有明显的不严密性和主观性。而阴阳五行学说作为古代的朴素唯物主义哲学，虽有其合理的一面，但它们揭示的毕竟仅仅是事物规律很有限的部分，对于医理的解释很多是主观和模糊的，具有多重假说的性质。

其次，中医学具有封闭、保守的特点，缺乏与外界进行信息交流的主动性、积极性，习惯于从已有的认识中寻找现成的"答案"，不愿意怀疑已被普遍接受的观点，特别是古贤或权威的学说。这些思维特征深刻影响着医家的进取心，阻碍了人们创造才能的发挥。

（二）未建立中医自己的评价标准

中医和西医是两种不同的标准体系，在评价这两种医学体系的时候，不能使用统一的标准。中医应该有自己的评价体系，但是这种评价体系的建立应该从中医自身的特点出发，将标准化作为一个发展方向，而不是一个用"多少"来量化的标准。中医治病采用的是根据病人的病情、症状、体质等，进行辨证论治的方法。每个中医医生对病情的判断不同，用药的多少、方药也有可能不同，是需要凭借经验、实践、理论等的积累来完成的。过程对中医而言，不仅这种将中医的标准"量化"，中医、中药都用统一的标准，用"多少"来衡量的标准化是很难建立的，而且操作起来也有难度。

四、对中医未来发展的几点思考

（一）中医人要自信、自强

中医是中国文化的重要组成部分。中医博大精深、源远流长，它的理论主要来源于临床实践，而非动物实验，它是在数千年的临床实践中经过许多人的研究和整理不断发展完善起来的。因此，可以说它比西医更具有科学性，因为人与动物毕竟有本质的区别，这一点我们都很清楚。近年来，随着人口的老龄化和疾病谱的改变，中医学正逐渐被全世界所重视，古老的文明又将焕发出新的光彩，这是新一代中医工作者的神圣使命。因此，要充满自信，医学的最终目的是治病救人、延年益寿，中医在某些方面要比西医做得更好。越是在这个时候，中医越应该自强不息、奋勇拼搏，这是对中医负责，也是对绵延数千年的中医药文化负责，更是对全世界人民的健康负责。

（二）发展中医要创新理论

理论是用来指导临床的，但是理论也来源于临床。随着社会的发展，中医所面临的临床发生了变化，疾病谱也发生了变化，人类的年龄谱、饮食、体质等都发生了变化。这就要求中医在新的形势下，在继承中医理论的基础上进行创新，"百花齐放，百家争鸣"，只要是临床证明有效的新理论、新学说就应该大力支持和发扬。但前提是任何的理论创新都不能脱离中医的本来面目，否则也就谈不上是中医理论的创新了。

（三）强化"治未病"的思想

中医"治未病"的思想源远流长，是中医学理论体系中具有影响力的理论之一。中医"治未病"思想的形成，正是根植于中国文化的"肥沃土壤"。中医的"治未病"思想虽源于两千多年前的《黄帝内经》，但至今仍对人民的健康有着重要的意义。现在国家提出了从"治疗疾病"向"预防疾病"重点转变的"前移战略"，这种健康维护理念的变化与中医"治未病"的主导思想息息相关。目前大多数医疗行为主要进行的是"治已病"，这不仅给病人造成了很大的身心损害和经济负担，也使得医疗资源遭到了极大的浪费。因此，今后应加大对"治未病"思想的宣传普及工作。各医院设立"治未病"专科，未病先防，既病防变，最大限度地节约医疗资源，保障人民的身心健康。

（四）实行"三位一体"治疗方法

"三位一体"是药疗、心疗和食疗的有机结合。其中，药疗是核心，几乎所有的疾病药物疗法都是其核心疗法，通过四诊以辨别证候、依证施法、以法遣药、随证加减，以收防病治病之功。心疗是前提，人的情绪因素对疾病的影响很大，中医说："百病皆生于气。"因此，心理疗法也是一项重要的疗法。它包括心理调适法（自我调节、自我激励、自我超脱、自我放松），以及改变错误思想认识、固有观念和心态，使病人树立战胜病邪的信念，忘记自己的疼痛。食疗药膳是基础，食疗药膳具有悠久的历史，食疗也是治疗，是治疗就要辨证，辨证施膳就是中医的辩证论治在食疗中的具体应用，"证"是食疗的前提，"施膳"以"证"为依据，证同治同，证异治异。辨证施膳包括因证施膳、因时施膳、因地施膳和因人施膳四个方面。总之，应体现"虚者补之""实者泻之""热者寒之""寒者热之"等基本原则。

（五）必须与时俱进，建立中医评价标准和体系

在中医发展的问题上，既要避免走所谓的纯中医之路，又要杜绝"拿来主义"，要善于运用现代科学技术手段，以我为主，为我所用。只有不断吸收人类文明的先进成果，才能为人类健康创造更多的福祉。由于中医是个性化治疗，再加上中医各家对

疾病的认识有一定的区别，所以在辨证用药的过程中个个不同，缺乏定量标准，或者说缺乏一个标准，建立中医的诊疗标准，这项工作任重而道远，需要全国同仁的共同努力。中医不应盲从于西医的评价标准和体系，这是自取灭亡，而应该根据中医自身的特点，建立起属于自己的评价标准和体系，把中医的特色发挥出来，把中医的优势体现出来。只有这样才能使人们正确地认识中医、喜欢中医、接受中医，中医的复兴大业才有希望。

（六）加大中医教学科研改革力度

中医教学科研不能盲目地效仿西医的方式。中医院校的课程设置是关系到中医主力军前途和命运的大事。而目前中医学专业的课程体系，是仿照西医学的教学模式设立的，几经波折而勉强维持下来的中西医课时 6:4 的比例，出现了无法面面俱到、不能突出重点、不能保持中医特色的弊端。应该按照中医的教育特点和理论体系进行改革，包括教材、课程安排等，要遵循中医自身的基本规律和理论体系，建立有中医特色的、符合中医基本理论的科研方法，对中医的理论、临床进行改革，才能做出属于中医的科研来。

（七）技术只是载体，文化才是根本

中医本来就先是一种文化，然后才是一门技术，不能单纯地、孤立地把它当作一种手段来使用，因为其中包含了哲学的概念，它是在哲学指导之下的一门技术，发展它的文化意义，比单纯改变它的技术更有意义。文化的学习，不能离开它的根源，中医的根在于中国古代优秀的古典哲学，如老庄、易学，对古典哲学的学习和深刻理解才是学好中医最关键的地方。中医的文化核心包括"天人合一"的人文观念；防重于治的"防治思想"；"辨证论治"的思辨模式；"勤求古训，博采众方"的治学方式；"德业双修，本主道生"的医德医风；"精诚专一，淡泊名利，大医精诚"的行为准则。

第三节 整体医学时代为中医学发展提供了历史机遇

医学发展经历了经验医学时代、实验医学时代和目前已进入的整体（系统）医学时代。整体医学是现代社会正在兴起的一种医学体系，将医学看成一个有机整体，从整体上来认识医学的性质、对象和目的。整体医学与传统中医药学的外表近似，但是本质有所不同。整体医学从本质上说，是一种系统论。整体医学观就是用整体观认识医学的各个要素。整体医学的整体观建立在现代科学技术所认识的所有联系的基础上，从科学的长远发展来说，这是一种弱整体观，一种综合论，理论基础是

还原科学观。

中医学是对人体自身的整体性以及人与自然、社会环境相统一的认识，但是中医学又是一门模糊的整体科学，是古人观察人体与自然所建立的整体医学，其本质就是结构与功能相统一的整体观，但是由于社会发展水平和极端落后的科学技术条件的限制，这个时候形成的只能是粗略的、模糊的整体。随着时代的发展，由于封建礼教的限制，加之中国哲学的功用思维，以及重用轻体、重道轻器价值取向的影响，人们开始疏于人体具体的形态和结构，歧视人体解剖，对人体的细节和局部方面未做较为深入的剖析研究，因此中医结构功能统一的整体观逐渐演变为单纯功能性的整体观。

当今医学的特点是，由于处在实验医学时代向整体医学时代的过渡时期，整体医学的理论体系尚未正式形成，但已具雏形。现代整体医学是现代科学技术，尤其是生命科学发展的结果，但是生命科学——基因组学正在走向完善的基因组联系，将来的发展必然在基因组的普遍联系上证明中医的基本理论，所以随着基因组学的整体化发展，以及中医学的跨越式发展，现代整体医学必然向更完备的以中医学为核心的整体医学发展。这就为中医学成为宏观医学提供了机遇，现代医学所追求的方向恰恰是中医的特色和优势。

一、医学模式的转变

20世纪90年代，恩格尔提出了"生物—心理—社会医学模式"，使医学模式从"生物医学模式"向"生物—心理—社会医学模式"转变。我国医务工作者提出了"生物—自然—社会—心理—个体医学模式"，更符合中医学天人合一的自然观、形神统一的整体观、辨证论治的治疗观。重视心理因素和社会因素在致病和治病中的作用，并强调治疗的个体化。

（1）生物医学模式向生物—心理—社会医学模式转变的必然性：应当肯定生物医学模式对医学发展起了重要的作用。但生物医学模式以还原论为分析方法，而未能重视心理因素和社会因素在致病和治病中的作用，日益暴露出它的局限性，未能从整体上认识健康和疾病。实际上，世界卫生组织早在1948年的宪章中就给健康下了一个定义，其中就包括躯体、精神和社会行为上的完满状态，而不是不虚弱和没有病，只是未引起医药卫生界的重视而已。直到1977年，恩格尔才提出了"生物—心理—社会医学模式"。该模式的提出并非对"生物医学模式"的否定，而是一种超越。

（2）传统医学与现代医学结合的可能性：中医学作为传统医学，比较重视整体，但缺乏实验基础；西医是在近代科学应用的基础上发展起来的，实验的分析方法为其优点，但整体性综合性不足。中西医的结合恰好吸取了二者之长，体现了"古为今用""洋为中用"，为中医医学模式的转变构建了框架，必将产生思路与方法的突破，促进整体医学的发展。

（3）提供更高层次认识生命的前瞻性：随着医学模式的转变，对医学本质的生物学属性和社会学属性的认识，社会的进步和生态环境的变化，生活和工作节奏的加快，心理压力的增加，饮食结构的变化，不仅影响人的健康，而且影响人类进化的未来。用人类的未来学指导医学，对医学的发展意义重大。

二、人口老龄化社会来临

人口老龄化，同全球化、城市化和气候变化一样，被视为 21 世纪人类面临的四大应战之一。相关材料调查显示，2021 年全球有老年人口 6 亿人，为 50 年前的 3 倍，到 2050 年，老年人口数量将超过 20 亿。统计数据表明，我国已经步入"快速老龄化"阶段。第七次全国人口普查数据显示，我国 60 岁及以上人口 2.64 亿人，占总人口的 18.7%；65 岁及以上人口 1.9 亿人，占 13.5%。人口老龄化是我国社会发展的重要趋势，也是今后较长一段时期我国的基本国情。老年人是疾病的高发人群，现有的临床流行病学资料已证明，在相同基础疾病的情况下，高龄是一个独立的危险因素。高龄人群具有"三最"特点：最高患病率、最高伤残率和最高医疗资源利用率。实现"老有所医，提高老年人生活质量"理应是建设社会主义和谐社会的目标。然而，我国老年人医疗卫生消费支出的压力在"未富先老"、老龄化超前于现代化的情况下，将会越来越明显。毫不夸张地说，老龄化所带来的医疗卫生压力，已不仅是一个医学问题，还是一个影响社会主义和谐社会建设的社会和经济问题，如果该问题不能得到有效解决，甚至是影响民族振兴。

在数千年的临床实践中，中医药在老年疾病防治、慢性疑难疾病防治、养生延寿保健领域积累了丰富而宝贵的临床经验，并已形成了较为完整的医学理论体系。中医对老年人常见病、多发病、慢性病的治疗有自己独特的优势和长处，有的甚至能解决一些西医所不能解决的疾病。中医药治疗疾病有"简、便、验、廉"四大特点，特别是医药价格便宜，资源广泛，能用小钱治大病，对于目前医药费用居高不下的特殊时期，充分发展中医药将极有利于对医药费用的控制。近年来，通过引入现代科学技术所取得的一系列研究成果，充分证明和展示了中医药在老年卫生保健领域的优势与特色。因此，需要充分发挥我国中医药的特殊作用，进一步加强和推动中医药应对老龄化的科学研究，以弥补现代医学的不足，尽快提高我国老龄人口医药卫生保健能力，有效缓解老龄化带来的医疗保健压力，使中医药能够更好地为老年人服务。

在应对人口老龄化社会过程中，中医药在卫生保健方面具有得天独厚的优势，尤其表现在以下四个方面：一是中医药学在辨证论治和整体观的指导下，对老年人慢性病具有个体针对性极强的治疗，同时注重整体调护，有利于老年人慢性病的防治；二是应用中医药养生保健和中医药的预防医学知识，中医"治未病"是中医学在为全人类保障健康方面始终重视的研究领域，在《黄帝内经》中就有关于中医"治未病"的记载，加之目前我国大力鼓励开展中医治未病工程，这必将对老年人养生保健、提高自身健康水平具有深远的现实意义；三是中医药资源较为丰富，同时药材价格和诊疗费用相对较低，可以极大地缓解老年人医疗资源短缺的问题，对老年人的卫生保健起到积极的作用；四是全国各省几乎都有中医药高等院校，每年培养大批的中医药人才，这些中医药学子若能够普及医院、卫生所和社区卫生服务站，将对平衡我国卫生资源与卫生需求、合理分配资源具有积极的意义。

三、疾病谱的变化

疾病谱从传染性疾病向代谢性疾病转变。代谢性疾病是全身性疾病在某些组织和器官的特殊表现，而防治在于整体调节，这恰恰是中医治疗的优势。

（1）代谢性疾病上升为主要矛盾：过去威胁人类健康的主要是传染性疾病，特别是烈性传染病，一次大的传染病流行，可造成全世界百万人甚至上千万人的死亡。由于社会的发展、人类营养状况和居住条件的改善、预防接种的推广、抗生素的发明和使用，许多传染性疾病已被控制，有的已被消灭（如天花）或正在被消灭（如脊髓灰质炎）。虽然某些传染病仍在威胁人类的健康，特别是呼吸系统疾病，不能忽视和大意，但目前代谢性疾病已成为威胁人类健康的主要大敌，如冠心病、脑血管病、肿瘤、糖尿病、阿尔茨海默病、骨质疏松等。

（2）代谢性疾病的防治在于整体调节：代谢性疾病不像传染性疾病有着明显的因果关系，而是多种原因引起的多种变化。因此，在防治上应着眼于整体的综合性调节，这恰恰是中医的特色。中医的多种疗法可弥补西医之不足。

四、社会发展与身心健康

由于生活和工作节奏的加快，心理因素和社会因素在致病中的作用日益突出，亚健康状态或称为人体的第三状态日益突出。正如世界卫生组织的一位专家断言："从现在到21世纪中叶，没有任何一种灾难像心理冲突那样，带给人们持久而深刻的痛苦。"其防治在于调理，"不治已病治未病"正是中医的诊疗观。

中医心理学有着独特的理论，如"五脏与五志"，即通过调节和平衡五脏的正常生理功能来防治心理疾病。中医"不治已病治未病"的思想，对于亚健康可给予干预性的治疗，防止其转变为疾病状态。

五、现代科学研究方法的高度分化，需要高度综合

人类基因组计划（HGP）的完成，促进了医学的发展，但生命活动远比基因复杂得多，要求从高度综合上去认识健康和疾病。中医学更重视综合，注意宏观整体调节扶正、微观局部治疗祛邪。

随着科学的发展，研究方法越来越微观和精细。人类基因组计划的完成，使遗传学发展进入了一个新的阶段，从分子水平认识健康和疾病，促进了医学的发展。但作为复杂的生命科学，生命活动远比基因复杂得多。生命是一个整体而且是动态的，在方法学上，把高度分化的微观方法与高度综合的整体方法结合起来，才能正确认识健康和疾病，避免机械唯物论模式的重演，不要把复杂的生命简单地看成是物理化学的运动方式。

六、文化建设与自然科学和社会科学结合

文化建设是精神文明的基石，自然科学与社会科学结合是社会进步的重要标志。中医学是中国传统文化中的重要组成部分。文化建设的继承、批判、创新，应充分体现时代精神的内容，并更好地与之结合起来，这将从大的背景上为认识中医学和文化建设提供一个思考的前提。

现代整体医学的未来发展必然是完善的整体医学，这也是中医药学的未来发展。整体医学与中医药学的关系密切，中医药学应该抓住时机吸收现代科学技术的优势，发展创新，促进自身的现代化，建立结构完善的功能整体论体系，促进现代整体医学的进化和发展。整体医学的崛起将给中医药学的现代化带来机遇。中医药学应解放思想、实事求是、大胆开拓，使中医药学进一步走向世界。

第四节　后现代条件下中医传承与传播基本理论框架的构建

后现代主义认为知识是社会构建的结果，是一定文化、社会背景下的阶段性认知。因此，中医也是一种被构建的"话语"。后现代主义提供了一种新的思路来重新阐释中医。中医应适当地后现代化，摆脱唯科学主义和动物实验方法的桎梏，清醒地认识中医西化背后文化霸权的影响，消除简单的二元对立，回归中医的普世价值，积极而审慎地把中医发展成后现代医学。

后现代主义是产生于20世纪60年代西方学术界的一种文化思潮，是对现代主义的继承，是对工业化文明和现代科技的反思，是对西方传统哲学的"在场形而上学""逻

各斯中心主义"等的批判和解构。后现代主义注重非理性（相对于现代主义的理性至上）、相对性、混沌性、系统性、复杂性、协同性、自然性、个体性、多元性等。这和中医在许多方面不谋而合。在此，笔者将试图用后现代主义的观点来重新阐释中医，思辨中医的科学性与现代化、中医西化、中西医之异同与结合、中医的未来发展等中医界内的经典命题。

一、中医的后现代阐释

（一）后现代主义的认识论

"构建"后现代主义者认为，人类认知的世界是被"构建"的世界，是客观的世界与观察者观察到的东西的某种结合，因为观察者总是在构建着被观察到的事物。伊恩·哈金（Ian Hacking）敏锐地提出，人类的知识是"社会构建"的结果，真理是被"发明"的，而不是被"发现"的。于是，知识的形成——科学活动成为一种阐释的过程，科学活动的结论不等于具有本体论意义的客观真理。

（二）"构建"的知识是阶段性的认知

没有人能否定，认知是无穷的。科学是人类当前对时间和空间理解下的阶段性产物，相对于无限的认知是有待考证的，或者说是马克思所指的"相对真理"。保罗·费耶阿本德（Paul Feyerabend）指出，所谓"实在"只是人为的产物，当人们的认识与新的观察方式、新的知识概念相结合时，它便会获得新的物理实体。真理是暂时的，是在一定背景下的阶段性结论，也只存在于一定的语境和关系之中。因此，对医学的审视必须谦逊、警醒。目前世界上的任何一种医学知识相对于无限的认知来说都是非常有限的，对这样的阶段性认知的笃信，甚或鼓吹都是目光短浅的，犯了把"相对真理"当成"绝对真理"的错误。科学在不断自我审视和自我否定中发展，现在的真理换一个时间、空间就不一定还是真理了，更没有必要用现行的"科学真理"来盘查中医，中医的后现代特征是现代科学无法度量的。

（三）知识是一定历史文化条件下的"社会构建"

知识是人类认知活动的产物。知识的构建虽然有时是个体行为，但个体是处于社会互动中的；知识的产生、认可和传播都是复杂的社会行为。因此，知识是"集体性"的结论，是"社会构建"的成果。而且这种"社会构建"必然是在一定的历史文化条件下进行的，是一种文化构建。人的认识是建立在过去的经验或理论的基础之上的，这些已经存在的体系是继续进行"构建"的历史文化背景。

（四）文本性：中医是一种"话语""叙说"

人们所"认知的世界"并非一个实在的世界，而是语言的"社会构建"。虽然任何人都不能否认世界的客观实在性，但是一旦人们尝试去观察、描述、记录、思考、讨论它的时候，客观世界就被人们的语言构建了，因为这些活动都经由语言而达成，人一旦学会语言就再也逃不开它对思维方式的先在性"构建"了。所以人们所认知的世界是一个被语言"构建的世界"。而且，需要注意的是，语言绝不是中立客观的，而是被历史、地理、文化、社会、政治、经济等各种因素深刻影响的。例如，"阴阳"是中国历史文化背景所产生语言中的一个元素，是被中国式的思辨思维"构建"出来的，而它又反过来"构建"着这种思维，进而"构建"了中医对宇宙、生命、健康、疾病的认知体系。

语言以"文本"（text）的形式构造了世界。路德维希·维特根斯坦（Ludwig Wittgenstein）指出，任何关于世界的知识体系都是一种文本。科学理论与人类行为本身都是可供解读的"文本"，只能进行"解构""释义"，不能进行真假判断。大卫·伯姆（David Bohm）进一步指出，科学知识或真理，归根到底只是人的一种信念和价值判断，科学与哲学、艺术一样都是"一种文化样式"，是"一种人类谈话中的声音"。

因此，从后现代主义的角度看，中医是一种"文本"，是一种"话语"（discourse），或者说是一种"叙说"（narrative）。在不同的历史社会背景中，不同的文化群体都以自己的方式来阐释对人体、生命、健康和疾病的理解，中医是其中的一种"阐释"方式。无论是中医学还是西医学，都只是另一种不同的可供解读的"文本"，是不同文化背景下的"社会构建"，体现着不同的话语诉求。如果意识到这一点，就能更中肯地、包容地看待中医。让－弗朗索瓦·利奥塔（Jean-Francois Lyotard）说："后现代知识绝不只是权威们的一个工具；它提高了我们对差异的感受性，并且增强了我们容忍不可通约之事物的能力。"

二、中医后现代化

"中医后现代化"是对"中医现代化"的继承和反思，是试图把具有后现代特征的前现代中医发展成后现代医学。"化"是变化的过程，"中医后现代化"这个过程包括但不仅限于以下几个方面。

第一，去现代化结构（如按西方方式构建的中医教育、科研和医院体系），尤其是摆脱现代主义的唯科学主义纠缠。中医教育需加强哲学和文化教育，加强中医与中药的联系，加强临床经验的积累，培养中医药全科医生；科研需加强临床循证研究和临床经验的提炼，建立中医自身的标准，加强中医的哲学和文化研究，发掘中医的"核文化"，继承发展基础理论，重视经典和古代医案的传承和应用；中医院应注重提高中医的临床疗效以扩大中医的创收效益，发挥中医的整体治疗优势。

第二，批判地引入现代科学和后现代科学，对中医进行可行、可持续的发展，审慎而积极地进行中西医结合，使中医发展成为以中医为本的后现代医学。例如，引入复杂科学、系统论、生态医学等概念发展中医理论和实践。

第三，重视中医作为诸多"话语"中的个体性，即独特的社会文化背景和内涵，保持中医的专业术语及其文化内涵，改革中医行业标准使其更符合中医自身的规律，发挥中医的本土文化优势，加强在人民群众中的宣传。

第四，尊重中医的复杂性和混沌性，改变"唯科学主义"的观念，肯定和允许现代科学尚不能解释的中医理论和疗效的存在。

第五，大力支持发展中医，适当保护和扶持中医院和中医相关机构，为中医教育量身定制培养方案，与高中教育接轨，给予中医专业毕业生就业扶持。

第六，回归中医的普世价值。提倡医疗行业返璞归真、济世救人、天人共存。"化"作为"文而化之"的"化"，对象至少包括三个层次：一是化中医，促进中医相关科研、教育和行医的体制改革；二是化群众，改变社会公众对中医的理解和态度，合理运用中医进行养生保健和治疗，把中医化为生活方式，培育中医生存的土壤；三是化中医业内人士，使之清醒和坚定认识，对中医的传承和发展做出积极贡献。

中医应该适当后现代化，因为中医必须与时俱进，而现代主义对中医的发展是有局限性的，所以必须考虑中医的后现代化程度。现代主义的弊病在西方后现代主义的思潮中已得到了深刻的反省，必须吸取经验教训以防止其在中国重蹈覆辙。

三、中医后现代化的意义

后现代主义最突出的特点是对世界知觉方式的改变。后现代主义思维为扭转思维定式，解决中医界内的经典命题提供了一种豁然开朗的新思路。

（一）中医科学性的重新定位：去"唯科学主义"

（1）中医是被"构建"的另一种范式。如前文所述，"科学"是"社会构建"的阶段性产物。托马斯·库恩（Tomas Kuhn）指出，科学进步是某科学共同体用一种范式取代另一种范式的革命。库恩所谓的"范式"，是指一个科学共同体在某一历史时期所共同持有的基本观点、基本原理、基本方法、基本信念。牛顿的经典力学和爱因斯坦的相对论是不同的范式。同样，西医学和中医学也是不同的范式。每一套范式都建立在某科学共同体一定的"元哲学"和价值观体系（或者说文化体系）的基础之上。每一种事物在不同范式中的阐释可以是不同的，范式决定着"是与否"及"是什么"。后现代主义的态度就是不再相信任何"宏大叙事"（grand narrative）具有绝对权威的或榜样的地位。离开特定的历史文化和社会背景（context），范式就会失去意义或不成立。

中医是在中国文化和历史社会中"构建"出来的，作为一种范式应该具有和西医同等的地位。中西医的差异根植于不同的文化类型、信念、价值观和方法论，它们之间并非只有是与非的关系，它们具有不同的解释力，为人们了解世界提供了不同的观察方式和视角。因此，用西方现代主义的"科学"来作为中医的评价标准是不恰当的，以机械论、还原论为代表的现代主义世界观与方法论，无法包容中国传统文化的世界观、方法论及由其衍生的中医学知识系统。"中医是否科学"是一个本身有认识论错误的伪命题。费耶阿本德指出："科学与非科学的划分不仅是人为的，而且对知识进步也是有害的。"近百年来，中医界在此问题上的挣扎该结束了，应该理智地把精力放到自身发展上去。

（2）对"科学"实验方法的批判。方法的本质是主体性的，是文化的产物和规定，方法与相应学术范式的精神是内在一致的。动物实验方法是典型的西方现代主义以经验事实和统计学原理为基础的认识方法，是西方文化的"亲骨肉"。这种方法极大地促进了人类对世界的认知，然而这种方法论本身也是有先天缺陷的。

第一，忽视了人与动物的本质差别，无法全面、正确地揭示人类所特有的身心活动的健康与疾病规律。

第二，为了便于统计而设定严格的实验条件，把研究对象简单化（科研实验往往只选取有限的因素进行研究），忽略了事物的复杂性和不确定性。

第三，统计学方法把不符合主流结论的因素当作干扰因素忽略掉，但在此基础上制定的标准是可疑的，不能反映事物的个体性和模糊性。

第四，对价值的冷淡。后现代主义认为，科学的依据不仅有经验事实，还有价值。动物实验所追求的可重复性与不同背景中的价值是脱离的。

第五，实验的客观性是可质疑的。阿尔文·哈维·汉森（Alvin Harvey Hasen）指出，任何观察都是在一定的背景理论指导下进行的。因此，从中获得的经验材料不会是价值中立和客观的，而是已经受到了污染的，不可能在这些已经被污染的经验材料的基础上建立起客观合理的科学知识体系。

由于有这些缺陷，必须清醒地认识到依赖实验是不能发展中医的。当然，并非全盘否定中医的实验研究，它的意义在于积累达到真理的素材。正如马克思所言，无限发展的实践将会给认识的无限前进提供条件、手段、动力和可能性；无数相对真理的辩证性总和是可以达到绝对真理的。从这个层面来说，实验作为认识事物的一个方法是有意义的。但需要警醒的是，这种方法只是众多途径中的一种，不能过热，要把握度，当中医界大多数经费和精力都投入实验中时，这种局面就成了宏观方向上的偏离了。

（3）消除简单的二元对立。现代主义科学以经验主义为基础，认为用客观的方法可以使观察者得到永恒的客观真理。在这种认识观中隐含着主客二元论，主体与客体、主观与客观、物质与精神、事实与理论是分离或对立的，事物要么是符合"客观真理"的，要么不符合。这种科学观在西方科技发达的国家已引起了质疑和反思。后现代主义提出，超越二元论的局限性，把知识和真理的形成看成是社会互动的结果，观察者和被观察者之间没有绝对的界限，观察的结果是两者的结合。

中医具有典型的主客体融合的后现代特征，以"天人合一"的观念为突出表现，人与天是互感共通的，肉体和精神是一体融合的，"天地之大纪，人神之通应也"（《黄帝内经·素问·至真要大论》）。这其中有显而易见的文化根源。例如，庄周梦蝶中"我亦蝶""蝶亦我"体现出主客体模糊性，释家的"无我"提示着对主体性的超越，道家所说的"道无处不在"揭示出主客体的通融一致。中医的这些后现代特征是可贵的，应予以尊重和发扬。

（二）另眼解读西化

目前，中医的西化有目共睹，本书试图提出一个看待西化的人类学视角，也希望能有中医药文化人类学同行在此方面做出进一步揭示性的工作。法国大哲学家米歇尔·福柯（Michel Foucault）揭示出知识体系构建过程中的历史政治性：知识的拥有产生了权力；权力由话语构成，而话语活动形成了知识的文本；被压制的知识意味着丧失话语权，反之亦然。例如，中医学生之所以难以掌握中医，是因为他们在学习中医之前就已经被相当程度地西化了。一方面，在进入中医院校前的 12 年里接受的大部分教育都是西式的现代主义教育，包括学科划分（知识分类）和思维方式；另一方面，传统文化教育薄弱，与中医相关的文化基底不深。张其成教授提出，中国传统文化的复兴是中医复兴的根本途径。所以说，文化自立自荣是打破文化霸权的必要方式。

与政治和文化相伴而行的还有经济利益。科学和利益在近现代社会中常常是一种捆绑在一起的状态，科学的发展常常由利益驱动。做动物实验的中医科研盛行是因为这样的课题更容易申请经费，中医在现代经济环境下如何保持经济自立和发展是一个亟须解决的重大课题。

后现代主义的认识论可以用来武装自己，清醒地坚定自我，找到新的立世形象和行为方式。中医学百年困惑的根源即在于以彼证我、以西证中，以现代"化"古代，而忘记了"求人不如求己"。令人鼓舞的是，胡锦涛同志在党的十七届六中全会上指出："我们必须清醒地看到，国际敌对势力正在加紧对我国实施西化、分化战略图谋，思想文化领域是他们进行长期渗透的重点领域。我们要深刻认识意识形态领域斗争的严重性和复杂性，警钟长鸣，警惕长存采取有力措施加以防范和应对。"

（三）中西医的异同与结合

中西医学是不同文化社会背景中并行的两种范式，没有孰高孰低，而是各有所长、各有所短。二者有基本相同的对象，都是人的健康与疾病，不同的是认知和阐释的方式。19世纪50年代以来，西医进入中国并产生了重要的影响，中医界在与中西冲突困境中的姿态大致可分为两个方向：保守复古和中西汇通。保守复古必然是行不通的（但其主张的对经典的尊重和传承是必需的），中西汇通的本意是好的，但在怎么汇通上却至今是争论不休、没有定论的，而且走了不少弯路。目前可行的是中西医在临床层面的结合，而且效果瞩目。从长远看，中西医终究会结合，这需要西医和中医各自不断发展，各自突破自身的缺陷，将来达到一定阶段的时候才可能出现一种新的医学。但在那之前，当务之急是把握好原则，避免在中西汇通的大旗下做着中医西化的蠢事，还没汇通就把自己先消灭掉了。

（四）现代主义对价值的肯定和回归

现代主义科学观认为，科学系统是不受外部价值观影响的，只遵守客观的逻辑规则或事实原则，因而科学知识对所有对象都是普遍成立的。现代西医学由生物医学发展而来，秉承的也是典型的现代主义价值观，即对人等效的适用性。然而，事实证明，西医学也是要受到文化价值摆布的。对现代西医学的反思直接为后现代主义观点提供了证据：科学既包含理性的价值又包含非理性的价值。任何研究只有与认识主体的目的相关联才能把握对象，因此科学过程包含事实和理论、行为与价值、认识与人性的统一，科学的基础不仅有事实，应该还有价值。中医在这一点上显著不同于现代西医，即中医包含价值体系。中医对"上医治国，中医治人，下医治病"的划分提示着传统中医的价值是包含着"治国平天下"的抱负、"遵天道、合人道"的理想等普世价值的。而且中医的人道关怀还体现在中医所提倡的养生或养病不仅是医疗保健手段，还是一种生活方式，渗入衣食住行的方方面面，这是人类生活的最基础部分，而这些日常细节也正是对人来说最能体现至关重要的生活价值、文化意义和社会纲常之处，而且无时无刻不忘天人合一的大智大爱。这已超越了现代主义，而后现代的人与宇宙的主客融合、生态共存，或许才是哲学和科学的终极目标。这亦是中医后现代化的根本。《道德经》中说："大道之行""大曰逝，逝曰远，远曰反""反者道之动"。可以乐观地预见，未来的医学在这一点上必然是与中医一致的。

（四）中医后现代化也要把握分寸

人的认知是有限而又不断发展的，通过反思获得新的思想，没有任何一种思想能完整地说明世界，指导人类的行为。后现代主义思想也不例外，它是对现代主义进行理性反思，反对过分地强调客观，立场明确地拔高非理性的地位，尊重主体和价值，但同时具有主观唯心主义的风险。所以，中医后现代化也要把握分寸、扬长避短，避免极端主义。后现代化是对现代化的补充和超越，用以避免中医现代化中显而易见的错误，这个适度的后现代化并无意否认客观实在，而完全颠覆现有的知识体系及道德体系，更不能成为任意扭曲事实或失德的借口，其目的是友善而热诚地指出不要迷信现代主义，为中医发展寻求其他可能性。

后现代主义在西方已经影响了半个多世纪，也几乎同步地被引入中国，但一直未形成气候。中医之所以被争论良久，与后现代主义思想在中医界和中国民众中的普及程度不无关系。

第五章

中医药文化遗产的保护与传承是文化自信的基础

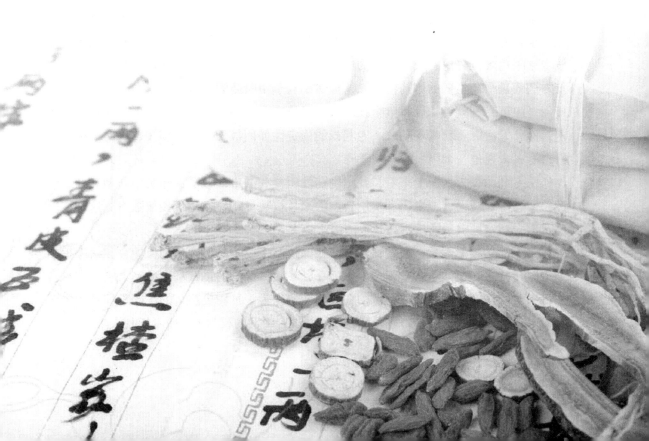

第一节　中医药"申遗"的意义

一、有利于补充我国现有保护制度

（一）以专利为代表的知识产权保护制度的不足

第一，从保护对象上来看，我国《中华人民共和国专利法》第二十五条第三项就明确规定了，疾病诊断和治疗方法不属于专利的保护范畴，也就是说专利只保护药，不保护医，而对中医药来说，医和药本来就是密不可分的，中药许多方剂的产生都是在中医的指导下进行的，脱离了中医指导的中药很难实现疗效上的创新。《中华人民共和国著作权法》保护中医药书籍和文献等作品作者的著作权，其保护作用有限；《中华人民共和国商标法》保护的主要是中医药的经营标志。商业秘密保护虽然可以为中医药技术提供较为全面的保护，但从严格意义上来说，商业秘密的保护对象仅限于"经营者"，因此对于手持"祖传秘方"的个人或家庭来说，商业秘密保护并不是一种有效的保护方法。

第二，从中药保护的角度来看，知识产权制度对中药保护的范围也有限。根据现行《中华人民共和国专利法》的保护要求，中药中的复方药由于难以找到药效物质而无法申请专利保护，然而即使找到了有效物质群，由于中药复方的复杂性，以现有的技术水平也难以分清有效物质群的成分和结构，因而也依然无法获得专利的保护，而复方药才是中药主要的用药特征，这显然不利于中医药的发展。由于专利制度本身的特点，申请专利就意味着将整个技术方案对社会公众公开，这时秘方也就无秘密可言了，而公开后能否获得专利权、专利权的稳定性如何都无法明确预知，这对于很多秘方持有者来说是一个很大的心理障碍。

从专利的授权情况上来看，我国中药发明专利的申请数量远超实用新型和外观设计，但除了外观设计，发明和实用新型的未授权数量明显超过了授权数量。这种情况反映出中药专利申请质量不高、申请困难较大。

第三，从法律性质上来看，知识产权保护制度属于私法性质的保护，无法保护整个中医药传统知识体系。知识产权作为一种私法，保护的是权利人的私人利益，是一种将中医药作为私有财产进行保护的方式。但作为一种历史悠久的医药学体系，中医药的大部分知识早已处于公有领域，并且并没有明确的权利人，或者权利人早已去世，因此显然不属于知识产权的保护范畴。而且知识产权保护不注重知识财产的利用，更不注重知识财产的传承，而对于中医药来说，一旦失传或不再被利用，那就等同于消失。

第四，从法律保护的目的来看，知识产权制度设立最主要的目的就是鼓励创新，但中医药现在面临的主要问题还是传承，中医药传承的困境在一定程度上也阻碍了中医药创新。近年来，中医药的传承效果并不好，真正能熟练运用中医药理论和技术的人才并不算多。传承是中医药创新的基础，若无扎实的中医药知识则谈不上中医药创新。因此，就这一点上来看，知识产权制度对中医药的保护作用确实有限。

（二）中药品种保护制度的不足

中药品种保护制度是一种专门针对中药的行政保护制度，从其保护对象上来看，中药品种保护制度保护的依然只是中药。中药品种保护制度对中药的新颖性和创新性没有刻意的要求，因此与专利制度相比，中药品种保护的申报较为容易，在特殊的背景条件下，中药品种保护也很好地发挥了其作用。但随着我国其他制度的完善，中药品种保护的弊端却越来越突出。从制度出台的背景上看，中药品种保护制度的实施是为了防止中药仿制药的泛滥，保证药品质量，随着药品审批权向国家的集中，中药市场环境逐步得到改善，中药仿制药泛滥的情况得到遏制。

在此背景下，中药品种保护制度对限制其他企业使用中药传统技术生产相同品种药物的规定，一定程度上也变相地限制了人们对公有领域中药技术的使用。同时，该制度对中药创新性要求的不高，反而容易使药品企业安于现状，不追求中药的创新。由此看来，中药品种保护制度在某种程度上对公有领域药品生产技术的使用，以及中药品种的创新产生了不利影响。

另外，国家市场监督管理总局统计年报的数据显示，我国中药品种保护总体数量呈现逐年减少的趋势。从 2007 年起，中药品种保护总数整体呈下滑趋势，且延长期限保护的数量和中药品种保护总数之间的差距越来越小，说明在中药保护品种中，延长期限的药品占比越来越大，初次申请和同品种保护的药品占比则越来越少。

从 2006 年起，初次申报中药品种保护的药品的数量整体上在逐年减少，这反映了可申请中药品种的数量正在逐渐减少，药品企业申请中药品种保护的热情也逐渐降低。不过还可以看出，中药同品种保护的数量一直低于中药品种初申报的数量，并且二者间还保持着较大的差距，这反映出了中药生产的重复率正在降低的情况。

二、有利于中医药的保护

（一）减轻中医药面临失传的风险

中医药发展至今，其内容虽然在不断地丰富和发展，但也有一部分内容在发生非自然性的流失。有些知识由于与时代发展不符，因此自然会被新的符合时代发展的知识所取代，这就是自然性的流失，属于正常现象，但也有一些知识是由于自然灾害或人为因素等非自然性的原因而失散、失传，这一部分就需要人们进行挖掘、抢救，并通过建立档案或数据库等方式予以保存。

在我国古代，许多重要的医药文献及具有才能的良医都掌握在王侯贵胄手中。比如，先秦时期记载的有关生理、病理研究，以及包括砭石、汤火、药物等的诊疗技术的医药著作就多藏于王宫之中。几经战乱，这些重要的医药文献很多已经丢失，导致现代中医药界的学者无法完整地研究这些理论和技术，这对中医药的研究和发展来说是一大损失，因此直到现在，我国依然需要对这些书籍进行挖掘和抢救，以帮助现代中医药学的完善和发展。当然，也有一部分理论和技术知识因为战乱等反而得以流传到民间，但在多年的传承中，由于传承人学艺不精，或传承人的缺失，有些知识不得不面临彻底失传的困境，有些只在小范围内传播，有些正在逐渐淡出人们的视线。

近代，我国的语言文字又发生了变化，文言文变成了白话文，导致现代人解读中医药古籍的难度增加，甚至由于中医古文对于现代人来说过于晦涩难懂，从而影响了人们对中医药的认同感，也间接导致了中医药人才队伍建设的困难。在当今的人才队伍中，名老中医可称得上是中流砥柱，他们丰富的知识和经验急需有人传承。但目前我国名老中医的数量正在减少，而真正传承到这些经验知识的人才数量并不多，有些还正处于成长期，这种中医药人才青黄不接的局面不利于中医药人才队伍中领军人物的建设，并且增加了中医药失传的风险。

（二）提高国民对中医药的认同感的需要

自从西方的思潮及其医学传入中国，中医药就一直处于争议之中，当时中医药专业人员鱼龙混杂，更是促使正处于"五四运动"中的人民群众将中医药归入了"封建迷信"的范畴，群众对中医药的认同感和信任度陡然下降，这给中医药的发展蒙上了阴影，使得流传千年的中医药技术和文化最终出现了断层，也间接造成我国中医药技术发展缓慢。因此，从这种情况看来，要恢复中医药在人们心目中的地位，官方权威性的认可也是必要的。

如今，我国政府通过出台中医药发展规划，加强中医药标准化建设，通过中医药法律法规等多种形式支持中医药的发展，在此背景下，群众对中医药的信任度有所上升。目前，中医针灸已经申遗成功。国家将按照联合国教科文组织《保护非物质文化遗产公约》精神，履行缔约国责任，逐条落实在申报文本中对联合国教科文组织所做的有关保护措施的各项承诺，强化中医药遗产保护的政策保障力度。这些政策保障必将让国民对中医药的信心更足，对中医药的认同感更强。

三、有利于中医药隐性知识传承

隐性知识（tacit knowledge）这一名词由英国的哲学家和物理化学家迈克尔·波兰尼（Michael Polanyi）提出，他将那些可以借助语言、文字、声音、图像等各种有形载体进行编码的知识称为显性知识，现在也有人称它们为编码知识；反之，就是隐性知识。隐性知识具有主体依附性，且极具个性，其获取的途径主要依靠个人的经验及学习理解能力，其中学习理解能力即所谓的"悟性"。有学者提出，在众多知识体系中，显性知识都只是它们的"冰山一角"，还有更多的知识都属于隐性知识，"只可意会，不可言传"，很显然，中医药就是其中的一种。

"医者，意也"，中医药的理论知识需要依靠个人的领悟，这种领悟有时依靠的是经验，但有时依靠的则是感受、直觉等主观性的东西。中医药的学习虽然非常重视对《黄帝内经》《伤寒杂病论》《神农本草经》等中医药典籍的阅读和掌握，但在行医的过程中却也十分忌讳生搬硬套这些典籍上的理论和技术，即中医药的诊疗讲究个性和灵活性，这一点从中医药的"辨证施治"上就足以看出。而这种灵活性的把握则正是需要显性、隐性知识的互相结合，理论、经验、直觉都在其中发挥着重要的作用。

要掌握中医药的隐性知识，传承就显得很重要，若无有效的传承，中医药中的隐性知识就不会被应用，也就得不到传承，那么中医药也只能面临消亡的结果。非物质文化遗产法律保护体系重视对传承活动及传承人的保护，因此我国有必要借助非物质文化遗产的法律法规来保护和促进中医药的传承。

现代教育传承的方式主要有三种，即院校教育、师徒传承和家族传承。近些年来，我国众多学者纷纷指出，现代标准化、规模化的院校教育并不适合中医药的传承，因为隐性知识无法被编码的特点使其传承主要依靠导师的示范，以及学生与导师之间心领神会的默契，导师的治学态度和方法不但会影响导师对中医药隐性知识的掌握程度，而且也会对学生掌握隐性知识的能力产生潜移默化的影响。而且，中医药隐性知识的传承也需要通过大量的实践，即传习人需要通过实践来积累个人经验，而大规模的院校教育模式会减少中医类学生所拥有的实习床位数。有统计数据显示，2012 年我国中医类学生平均每人所拥有的实习床位数为 0.3 张。鉴于此，以师徒传承为代表的小规模传承模式对于中医药传承来说显得尤为重要，而其中怎样保证传承人的利益，确保传承的可持续性则是非物质文化遗产保护研究的一个重要课题。

第二节　中医药文化遗产的保护

一、对现代医学知识的学习

中医虽然是一个古老的医学体系，但看病的都是现代人，中医必须要懂得基本的现代科学知识，能够使用现代医学的检查和治疗手段。

一点西医都不懂的中医，可能无法和病人交流，更别说看化验单、懂得西医病理和西药药理了。西医的诊断和治疗用药对病情的影响很大，但是西医的疗效也是很明显的，这也是为什么现在的大多数人都去西医院进行治疗。如果病人拿着西医的诊断报告给中医，中医"一问三不知"，那么中医师还能治病吗？所以，在现代社会背景和医学条件下，一点西医不懂的中医是要误事的。

中医也可以利用现代技术来促进自身的发展，B超检测、磁共振就是一种技术手段，中医一样可以根据其结果用中医理论来治病。所以，中医的认知需要开拓，价值观念、认知方式都要跟上时代的步伐。

二、中医药文化遗产保护措施

（一）将中医药学作为原创性学术来对待

中医药学是我国具有原创性的学术体系。我国应该把中医药学作为原创性的文化事业，从国家战略上加以推广和保护。文化推广不仅是国家利益的维护工具，还是文化精神的扩散方式。

（二）加强中医药特殊保护的法律建设

中医药独特的理论和方法，与西医有本质的区别，中西医药的法律保护制度也应该区别开来，只有建立中医药特殊法律保护制度，才能使中医药获得持续、健康与稳定发展。特殊法律保护的内容应包括：保护中医药知识产权、中医师资格认定和执业要求、师徒传承制度、中医药标准、医疗纠纷等。

（三）中医科研要"两条腿走路"

一方面，中医现代化研究要彻底摆脱"唯科学化"的束缚，在发扬中医优秀思想，推广中医优秀技术上进行研究；另一方面，保护中医的特色、优势，对中医体系正本清源，进行继承式的研究。"名医工程""名老中医学术经验"之类的研究要纳入国家级的课题。要杜绝中医科研中的虚假行为，使中医得到切实有效的保护。此外，笔者还建议以确保疗效作为中医保护的基础，启动中医药特殊保护的国家工程。

第三节　中医文献与文化

一、现代中医文献研究与中医药文化传承

中医理论体系是中国传统文化的结晶，它集中体现中国传统哲学的智慧和传统文化的精华。中医理论的载体是中医文献。传统意义上的文献研究是传承中医药文化，乃至整个传统文化的重要手段，它可以比较完整地保留古人给我们留下的文化遗产。现代人的知识结构与古代中医理论之间存在着巨大差距，往往习惯以还原论理念来曲解、误解中医知识体系，使中医日益边缘化。近百年来，中医不断遭遇诘难，并不是因为其不科学或无效，更多的是现代人无法解读中医学术内涵，无法领略其博大精深的文化根基。

现代中医研究，未能从本质上对中医理论进行现代的解读与表述。而中医文献研究是解读古代信息的唯一途径。因此，中医药文化核心的提炼与推衍应成为现代中医文献研究的功能拓展。为此，在思想上要突破传统文献研究规范的束缚，要在传统文献研究训诂、校勘、版本、目录、注释、翻译、集佚、考证等方法的基础上，进一步提炼中医文献中的精神内核、破解古代密码、解构语言信息、揭示隐性真理，创建现代人能够接受的中医理论体系。中医文献研究的文化功能拓展对于中医发展来说意义重大，其在理论上确立中医体系的现代价值，从本质上指引中医药的发展方向，从教育上实现中医体系的传承。

二、中医药文化学与中医文献学的关系

如果将中医学作为一个独立的学科，那么中医药文化学只能是这个学科的一个分支。中医药文化作为研究中医的理论基础、思想方法、环境背景，其实是可以大有作为的。但是，作为一个独立存在的学科门类，如果没有中医实用技术、临床实例的支持，中医文化学也失去了存在的价值。中医文献学是一门翻译、阐释、解读、提炼、推广中医知识的分支学科，属于中医基础研究的一部分。中医文献与中医药文化在学术基础、研究方法、研究目的、研究结果、成果运用等方面，虽然有相同或相近的地方，也有共同共通、互通互用的内容，但是二者还是有着本质区别的。

用一个通俗的比喻来解释它们，中医学体系如同一棵大树，中医文献则是这棵大树的根，可以为大树"提供养料"；而中医药文化，则是这棵大树周围的空气、水和土壤，可以供养、滋润、养育这棵大树。中医文献学研究的是怎样吸收和输送营养，中医药文化学研究的是环境、氛围和根基。从这个意义上来说，它们是两个学科，可以独立发展。但是，中医的情况比较特殊，这棵大树的根、茎、枝、叶、脉、花、果，每一个部分都浸透了文化的汁液，文化已经渗入中医的每一个细胞，离开中医本体来谈文化，终究虚泛和浮表。因此，应该让具有坚实中医功底的人来研究中医药文化，而中医文献学专业的人具备这个条件，所以说二者又无法截然分开。况且，文化的逻辑层面更高。中医文献也是被中医药文化所覆盖的一个部分。

中医文献研究更高一层的目标，其实就是研究文化层面的内容，即对中医理论的现代表述和学科内涵进行研究，对中医理论进行创新性的重组，在保留中医认知方式、思维特点、价值观念、审美情趣、技术要素的前提下，用适应现代人知识结构、认知方式的语言解读中医，以提高中医的认知度，加强人们对中医的认同感，揭示中医的思想底蕴，提取中医的文化素材，解决中医的发展盲点，补充中医的理论空白，寻求中医与现代科学对话的有效途径和平台。也就是说，对中医学的核心要素进行文化层面的分析、释义、援引、推衍、归纳、发散，实现文化体系下的整体运用。中医具备完全不同于现代科学的知识系统、符码体系和阐释模式，如果能建立一个立足于中医内核，与现代科学能够进行良好的、对等的对话机制和理解机制的平台，就可以让人们更加清晰地了解中医、理解中医和正确地研究中医。这就是中医文献学为中医药文化学的做的工作，即用文献学的资源、手段、方法来实现中医药文化的发展。

第六章

临床疗效是中医药文化自信的外显

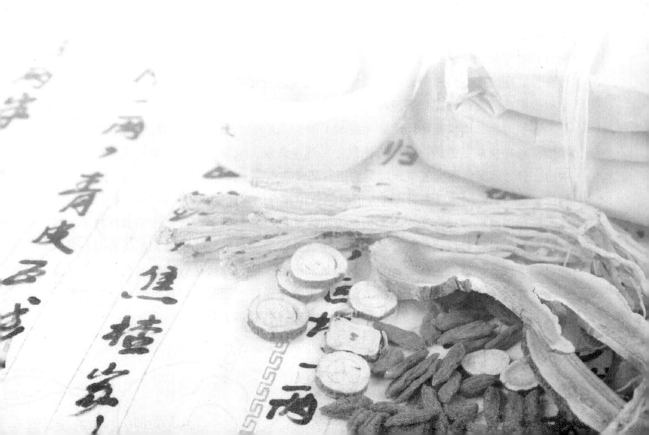

第一节 中华民族的繁衍、昌盛离不开中医药

人类的生存、繁衍和昌盛离不开医药，中医药在为中华民族的繁衍与昌盛做出了不可磨灭的历史功绩的同时，也完善和发展了自己。中医药学不仅理论体系完整，而且临床疗效可靠。在一百年前的中国，中华民族防治疾病的主力军就是中医药。尽管没有现在各类现代化的医疗设备和检测手段，但凭着"望、闻、问、切"的四诊法，从宏观上把握疾病病机，使用中药、针灸、推拿等治疗方法，不仅疗效可靠，而且具有简、便、廉、验且毒副作用小的特点。

一、早期的医药卫生活动

殷墟出土的甲骨文已记载了许多疾病名称，如头痛、耳病、眼病、鼻病、牙病、腹病、足病等。此外，对于个别证候及疾病的描述也开始有了记载。例如，"蛊"字，即虫在皿中。《说文解字》中："蛊，腹中虫也。"即表示腹中寄生虫。甲骨文的"齲"字，表示牙齿上的窟窿是由虫蛀所致。

随着西周农业和天文学的发展，人们已经观察到节气、气候的变化对农作物的影响。同时，人们对人体与自然环境的关系也有了进一步的认识，初步了解了季节变化与疾病的关系。例如，《周礼》记载四季多发病："春时有痟首疾，夏时有痒疥疾，秋时有疟寒疾，冬时有嗽上气疾。"《礼记》也有"孟春行秋令，则民大疫""季春行夏令，则民多疾疫"等记载。说明四时气候的变化与人体有关，人们认为气候失常会导致疾病的流行，还知道流行病是具有传染性的。

春秋时期，周景王四年（公元前541年），医和给晋侯诊病，就用"六气致病说"来解释各种疾病的原因。"天有六气……淫生六疾，六气曰：阴、阳、风、雨、晦、明也。分为四时，序为五节，过则为菑。阴淫寒疾，阳淫热疾，风淫末疾，雨淫腹疾，晦淫惑疾，明淫心疾。"说明当时人们已经认识到自然界的变化对人体健康是有影响的。

医疗工具的改进与生产力的发展有着密切的关系。到了商代，由于冶炼技术的进步，金属工具已经广泛应用于生产劳动中。从殷墟出土的文物来看，不仅有刀、针、斧、锯、矢、镞等青铜器，还有炼铜遗址和铜范，说明商代是青铜器的全盛时期。青铜器的广泛使用，为医疗工具的改进提供了物质条件，当时人们有可能在使用砭石的基础上，使用金属刀针。《黄帝内经》中曾记述了古代的九针，包括镵针、圆针、鍉针、

锋针、铍针、圆利针、毫针、长针、大针，并有"南方者，天地所长养，阳之所盛处也……其民嗜酸而食胕，……其病挛痹，其治宜微针。故九针者，亦从南方来"等记载。金属针刺工具为后世针灸的发展创造了有利的条件。

药物知识是劳动人民在生产斗争与医疗实践活动中不断充实与丰富起来的。

周代药物品种不断增加，用药经验日益丰富，在一些非医学的著作中也有不少关于药物的资料，如《周礼》有"五药"的记载，汉代郑玄注曰："五药：草、木、虫、石、谷。"

《诗经》中也记载了多种植物名称，如葛、苓、芍药、蒿、芩等，其中有些后来也作为药物使用。《山海经》中记载的药物达一百多种，包括植物、动物、矿物等，有些是作为预防疾病的，有些是用来治疗疾病的，其治病范围达数十种之多。在使用方面有食、服、浴、佩带、涂抹等方法。《礼记》更指出："孟夏月也……聚蓄百药。"说明当时人们已在夏令时节采集多种药物，可见当时人们的药物知识已经相当丰富了。

在与疾病长期斗争的过程中，到商代人们已逐步了解某些药物的性能及其副作用，故《尚书》中有"药若不瞑眩，厥疾弗瘳"的记载，就是说，如服药后不发生反应，就不能达到治疗疾病的作用。可见商代人在医疗实践的基础上积累了一定的用药经验。

药物品种的增多，以及用药经验的不断积累，使人们对疾病的认识也日益提高，人们可以根据不同的病情，选择多种药物配成复方。之后在食物加工技术日益提高的基础上，把多种药物煎熬成汤液，不仅服用方便，易于发挥药效，而且降低了药物的副作用。这在药剂方面是一个很大的进步。同时，汤液的广泛使用，也促进了复方药剂的发展。传说伊尹始创汤液，伊尹是精于烹调技术的人，这说明汤液的发明与食物加工有密切的关系。由于汤剂疗效较显著，服用也方便，便渐渐成为一种常用的中药剂型了。

夏商时期，由于广大奴隶的辛勤劳动，产品日益增多，丰富了人们的物质文化生活。随着经济文化的发展，医药卫生知识也有显著的提高。人们在日常生活中已经知道讲究卫生。在个人卫生方面，夏商时代人们已有洗脸、洗手、洗脚、洗澡等习惯。甲骨文中有不少关于这方面的记载。例如洗脸，甲骨文有"沫"字，像人散发洗面，《说文解字》："沫，洗面也。"再如洗澡，甲骨文有"浴"字，像人在盆里用水洗澡。1934—1935年在河南安阳发掘的殷代王室墓中，有全套的盥洗用具：壶、盂、勺、盘等。周代人们已知道定期沐浴，并进一步认识到"头有创则沐，身有疡则浴"的治疗意义。

在环境卫生方面，人们已经知道凿井而饮，这不但有利于农业生产的发展，而且对饮食卫生也有很大的好处。在殷墟遗址中发现住室附近有了排除积水的水沟。此外，甲骨文中还发现有洒扫和在室内除虫的资料，如"庚辰卜，大贞，来丁亥寇帚……"，即丁亥日要在室内扫除、灭虫。周代，人们又进一步通过除害虫来改善环境卫生。《周礼》《仪礼》《诗经》中有许多除虫灭鼠的方法，如抹墙、堵洞、用药熏、洒灰、按时扫房等。《左传》中记载"国人逐瘈狗"以防狂犬病，并记有"土厚水深，居之不疾""土薄水浅……其恶（疾病）易觏（结成）"等，说明当时人们已经知道水土等居住条件与人体健康有关。《管子》中还提出春季要挖除井中的积垢淤泥，换以新水，并疏通沟渠排除积水，这些都是积极改善环境卫生的措施。

二、中医药学的形成和发展

中医药学的形成与发展经历了两千多年的沧桑历史，主要表现在《黄帝内经》的问世，奠定了中医的基本理论；《伤寒杂病论》的问世，开创了中医辨证论治的先河；《神农本草经》的问世，谱写了中药治疗人类疾病的科学篇章；金元医家的学术争鸣，体现了中医各学派具有开放性、百家争鸣的学术思想；《温病学说》的形成，完善了中医外感热病的理论体系。

《黄帝内经》在两千多年前的秦汉时期问世，全书分《素问》和《灵枢》两大部分，每一部分又分九卷八十一篇，共计十四万余言。它采用黄帝与岐伯相互问答的体裁，以阴阳五行学说为理论指导，阐述人体生理现象和病理变化，为中医药学奠定了理论基础。《黄帝内经》主张人与自然是相应的，在论述人体的生理、病理、病因、诊断治疗和预防等问题时，处处结合四时气候、地理、社会生活及思想情绪等方面的变化，其观点主要是重视人体与外界环境的统一性。《黄帝内经》对人体解剖知识，如脏器质地与大小、肠胃管的长短等都有翔实的记载，如血液的概念、呼吸与脉搏频率的比例等，远早于西欧。《黄帝内经》明确十二经脉、七经八脉，创造了中国医学重要的经络学说。在疾病诊治方面，已初步确立了辨证论治的基本原则；在药性理论方面，提出了寒热温凉四气及酸苦甘辛咸五味的概念，并指出五味入五脏理论，也是后世归经学说的本源；方剂也有记载，全书共收载 12 个处方。

《神农本草经》是现存最早的药物学专著，它总结了汉以前人们的药物知识。全书收载药物 365 种，不仅对药物疗效作了总结，而且对药物产地、采集、炮制方法、剂型与疗效的关系，以及方剂君、臣、佐、使的配伍原则也都作了记述。它是我国历史上第一部药学著作，所收载的药物疗效确切，如水银治疗疥疮、麻黄发汗止喘、常山截疟、大黄泻下等，内容丰富广泛，为后世历代本草之蓝本。

东汉末年，医圣张仲景通过勤求古训、博采众方，继承前人积累的医疗经验和理论知识，结合自己的临床实践，写出了一部《伤寒杂病论》。经后人整理分为《伤寒论》与《金匮要略》两部著作。《伤寒杂病论》在临床医学方面，丰富和发展了辨证论治的原则，形成了理、法、方、药比较完整的治疗体系。收载了 100 多个有效方剂，如麻黄汤、桂枝汤、承气汤、小柴胡汤、四逆汤等，至今仍奉为经方而被广泛应用，是学习和研究中医药学必读的经典著作之一。《金匮要略》论述了各种杂病的病因、诊断、治疗和预防等，为后世医学对杂病的诊断与治疗奠定了基础。

唐代医家孙思邈集毕生之精力，著成《千金要方》《千金翼方》。其中，《千金要方》分为30卷，合方论5 300首；《千金翼方》也分为30卷，载方2 571首。两册典籍在临床各科、针灸、食疗、预防、养生等方面均有论述，可谓集唐以前方书之大成。孙思邈还提出"大医精诚"，体现了中医对医道精微、心怀至诚、言行诚谨的追求，是中华民族高尚的道德情操和卓越的文明智慧在中医药中的集中体现，是中医药文化的核心价值理念。

宋代是中医药发展的鼎盛时期。政府对中医教育比较重视，专设"太医局"作为培养中医人才的最高机构。教学方法也有很大改进。例如，针灸医官王惟一曾设计铸造铜人两具，精细刻制了十二经脉和354个穴位进行针灸教学和考试医师，其作为最早的教学模型具有直观具体、形象逼真的展示效果，是中国医学教育发展史上的一大创举。宋朝政府专设"校正医书局"，有计划地对历代重要医籍进行了搜集、整理、考证和校勘，历时十余年。目前所能读到的《素问》《伤寒论》《金匮要略》《针灸甲乙经》《诸病源候论》《千金要方》《千金翼方》和《外台秘要》等中医典籍都是当时校订和刊行后流传下来的。

金元时期，不少医学家认真探讨古代医书理论，结合各自的临证经验，提出了不同的学术见解，这就是医学史上著名的金元医家的学术争鸣。其中，以四大学派最为突出，即刘完素重视"火热"为病，对运用寒凉药有独到的见解，强调泻火，故称他为"寒凉派"；张从正认为人体生病，都是感受外邪，善于使用汗、吐、下法攻逐邪气，故称张氏为"攻下派"；李东垣重视脾胃的作用，提出"内伤脾胃，百病由生"的主张，在治疗上善于温补脾胃，故称李氏为"温补派"；朱丹溪提出"阳常有余，阴常不足"的论点，并以此立论，常应用滋阴降火的药物治疗疾病，故称朱氏为"滋阴派"。诸家从不同角度总结了自己的临证经验，丰富了中医药学的理论和治疗经验，促进了医学的发展，在医学史上做出了卓越的贡献。

明代中医药也得到了较快发展，突出代表是医家李时珍历时27年之久写成的《本草纲目》，收载药物1 892种，附方10 000多个，对中国和世界药物学的发展做出了杰出的贡献。《本草纲目》先后被翻译成日、法、英、德、俄等多国文字，在世界广泛传播，产生了深远的影响，李时珍也被誉为"东方达尔文"。

明清以来，中医对温病（急性传染性疾病等）的认识和诊治有了长足的发展。在理论方面，创立了"卫气营血"和"三焦辨证"纲领，形成了温病学派，这是清代医学学术上的重要成就，代表作有《温热论》（叶天士著）、《温病条辨》（吴鞠通著）、《温热病篇》（薛生白著）、《温热经纬》（王孟英著）等。这四部著作的作者被后人推崇为温病四大名医，他们对温病的理论、诊断和治疗做出了重要贡献。

到了清代，有许多简明、实用的本草和方书陆续问世，如《本草备要》（汪昂著）、《本草从新》（吴仪洛著）、《本草求真》（黄宫绣著）、《成方便读》（张秉成著）、《医方集解》《成方切用》（吴仪洛、史欣著）等。这些本草和方书从临床实际出发，精选方药，由博返约，便于学习和掌握，对每个方或药的组方意义和证治机理，都做了详细的注释和阐发，在理论上有了新的提高和发展。《本草从新》《医方集解》等采用了按功效分类的方法，使本草、方剂的分类法更趋于完善和实用。

自鸦片战争至中华人民共和国成立前的 100 多年，我国遭受了侵略，沦为半殖民地半封建社会。这一时期我国文化和科学饱受摧残。在医学界，少数从国外归来的药学家和药理学家如汪敬熙、陈克恢、朱恒壁等按西方药学思想提取中药有效成分，研究对器官功能的药理作用。其中最有名的发现是从中药麻黄中提得麻黄碱，同时发现这个生物碱对心血管系统有类似"肾上腺素"的作用，从而成为临床治疗多种疾病的西药。这个例子说明，用现代药学和药理学研究中药是一条可行之路。以植物成分纯化为化学单体的药学思路，这是 18 世纪西方药学家走的一条老路，如从洋金花到阿托品等。这正是西方药学家不承认中医药学是科学，而只把中药当原料，不需要学习中医药学就可以研究出新药，即"废医存药"的错误观点，其结果是中医药学非但无法发展，反而被废弃。

中华人民共和国成立后，我国采取坚持中西医结合的道路，并明确"中国医药学是一个伟大的宝库，坚持走中西医结合的道路，创造中西统一的新医学、新药学，是发展我国医学科学技术的正确道路。"20 世纪 50 年代末开始，在全国范围内掀起了西医学习中医的高潮：建立了中医药研究机构，开办中医院、中医药大学，培养出一大批高级中医、中药人才；编写出《中药志》《全国中草药汇编》《中药大辞典》《中医大辞典》《中药的药理与应用》《中药药理与临床研究进展》及《常用方剂药理与临床应用》等专著；创刊了多种中医中药杂志与刊物；《中华人民共和国药典）（90 年版、95 年版），收载中药材从 509 种增加到 522 种；中药成方及单味制剂从 275 种增加到 398 种；等等。这些举措在继承弘扬祖国医药财富，提高科研、教学、生产水平和保证临床用药质量等方面，都发挥了重要作用。

第二节　中国中医药学的伟大成就

劳动创造了人类和社会,同时创造了医药。中药的发现和应用,以及中药学的产生、发展,和中医学一样,是人类在长期的生产和生活实践过程中逐步形成的。

一、先秦及秦汉的中医药学成就

我国的医药起源于原始社会时期。综合考古学、民族学、生物学和古代文献记载等多方面的材料,可以对原始社会中药物的起源有了一个基本认识。最初,原始人群在"饥不择食"的生活过程中,常不可避免地误食一些有毒甚至剧毒的植物,以致发生呕吐、腹泻、昏迷甚至死亡等现象。例如,吃了瓜蒂、藜芦会导致呕吐,误食大黄则会腹泻。同时,也会因偶然吃了某些植物,使原有的病痛得以减轻或完全消除。例如,因纳谷不化所致的腹胀、腹痛、便秘等症,就可借助服食大黄而得缓解甚至消除。处理外伤,早期人们可能用苔藓、树皮、草茎、泥土、唾液等来敷裹涂抹伤口,久而久之,便从中发现了一些适用于敷治外伤的外用药。经过世世代代无数次这样的反复试验,口尝身受,人们逐渐获得并积累了辨别食物和药物的经验、也逐步积累了一些关于植物药的知识,并进而有意识地对这些经验和意识加以利用。这就是早期植物药的发现。进入氏族社会后,由于弓箭的发明和使用,人们进入了以狩猎和捕鱼为重要生活方式的渔猎时代,人们在吃到较多动物的同时,也发现了一些动物具有治疗作用,这就是早期动物药的发现。

《黄帝内经》开创了中医药学独特的理论体系,为中医药学的发展提供了理论指导和依据。《黄帝内经》虽然只载方13首,药26味,但对中药学的基本理论有纲领性的阐述。例如,《黄帝内经·素问·至真要大论》中的"寒者热之,热者寒之",《黄帝内经·素问·脏气法时论》"辛散""酸收""甘缓""苦坚""咸软"等,奠定了四气五味学说的基础,《黄帝内经·素问·宣明五气》中的"五味所入:酸入肝、辛入肺、苦入心、咸入肾、甘入脾。是为五入",是后世归经学说的先导。

相传商代伊尹创制汤液。从文献记载考察,《汉书·艺文志》中载有《汤液经法》三十二卷,魏晋时期皇甫谧在《针灸甲乙经·序》中称:"伊尹以元圣之才撰用《神农本草》,以为《汤液》。"又说:"仲景论广《汤液》为数十卷,用之多验。"《资治通鉴》中指出伊尹"闵生民之疾苦,作《汤液本草》,明寒热温凉之性,酸苦辛甘咸淡之味，轻清浊重，阴阳升降，走十二经络表里之宜。"伊尹善于烹饪，又兼通医学，说明汤液的发明与食物加工技术的提高是密不可分的。汤液不但使药物服用方便，提高了疗效，而且降低了药物的毒副作用，同时促进了复方药剂的发展。因此，汤剂也就作为中药最常用的剂型之一得以流传，并得到不断的发展。

我国现存最早的一部药物学专著当推《神农本草经》（简称《本草经》或《本经》），是集东汉以前药物学大成的名著，一般认为该书约成于西汉末年至东汉初年（公元前1世纪至公元1世纪）。全书分三卷，载药365种，其中植物药252种、动物药67种、矿物药46种，按药物功效的不同分为上、中、下三品。上品120种，功能为滋补强壮，延年益寿，无毒或毒性很弱，可以久服；中品120种，功能为治病补虚，有毒或无毒应当斟酌使用；下品125种，功专祛寒热，破积聚，治病攻邪，多具毒性，不可久服。《神农本草经·序例》中还简要赅备地论述了中药的基本理论，如四气五味、有毒无毒、配伍法度、辨证用药原则、服药方法，以及丸、散、膏、汤、酒等多种剂型，并简要介绍了中药的产地、采集、加工、贮存、真伪鉴别等，为中药学的全面发展奠定了理论基础。

二、隋唐时期的中医药学成就

隋唐时期，我国南北统一，社会经济的繁荣发展、交通的发达、国内各民族间的密切交往，以及中外经济文化交流的频繁，促进了文化艺术和科学技术的发展。在意识形态方面，儒、道、佛三教，以及柳宗元、刘禹锡等的辩证唯物主义思想有了较大的发展，并直接渗透到中医药学中，对医学的发展产生了一定的影响。

在此期间，人们对药物的认识有了很大提高，积累了不少新的用药经验。特别是随着中外经济文化的交流，从印度、西域等地输入的外来药物日益增多。加之陶弘景《本草经集注》成书之际，正值南北分裂时期，作者阅历所限，因此书中不免有错误和遗漏之处。故有必要对本草做一次全面的整理、总结。唐显庆四年（公元659年）颁布了经政府批准，由长孙无忌、李勣领衔编修，由苏敬实际负责，23人参加撰写的《新修本草》（又名《唐本草》）。全书卷帙浩繁，共54卷，收药844种（一说850种），新增药物114种（一说120种），由药图、图经、本草三部分组成，分为玉石、草、木、兽禽、虫、鱼、果菜、米谷、有名未用等九类。在编写过程中，唐政府通令全国各地选送当地地道药材，作为实物标本进行描绘。

三、宋代的中医药学成就

北宋开宝六年（公元973年），刘翰、马志等奉命在《新修本草》《蜀本草》的基础上修改、增订宋代第一部官修本草《开宝本草》，次年发现其仍有遗漏和不妥之处，经翰林学士李昉、知制诰王祐等重新校定，较《新修本草》增加药物133种，共计983种，命名为《开宝重定本草》，是第二部官修本草，苏颂称该书"其言药性之良毒，性之寒温，味之甘苦，可谓备且详矣"。

宋代本草学的代表作当推唐慎微的《经史证类备急本草》（简称《证类本草》）。作者唐慎微，原籍蜀州晋阳（今四川崇庆），世医精于经方，医术高明，"为士人疗病，不取一钱，但以名方秘录为请"，由此搜集大量古今单方验方。他治学广泛，整理了经史百家近246种典籍（一说243种）中有关药学的资料，在《嘉祐补注神农本草》《本草图经》的基础上于公元1082年著成《经史证类备急本草》（以其广辑经史百家药物资料以证其类而得名）。全书33卷，载药1 558种，较前者增加476种，附方3 000余首。

四、元代的中医药学成就

元代忽思慧于公元1330年编著的《饮膳正要》是饮食疗法的专门著作。书中对养生避忌、妊娠食忌、高营养物的烹调法、营养疗法、食物卫生、食物中毒都有论述，介绍了很多回族、蒙古族的食疗方法，至今仍有较高的参考价值。

另外，这一时期药性理论发展较快，研究药性理论著名的医籍有寇宗奭的《本草衍义》、王好古的《汤液本草》、张元素的《医学启源》及《珍珠囊》等。

五、明代的中医药学成就

明代本草学成就最大的人是李时珍。李时珍是我国伟大的医药学家，他在《证类本草》的基础上，参考了800多部医药著作，对古本草进行了系统全面的整理总结。他边采访调查，边搜集标本，边临床实践，经过长期的考察研究，历时27年，三易其稿，终于在公元1578年完成了200多万字的中医药科学巨著《本草纲目》。该书共52卷，载药1 892种，改绘药图1 160幅，附方11 096首，新增药物374种，其中既收载了醉鱼草、半边莲、紫花地丁等一些民间药物，又吸收了番木鳖、番红花、曼陀罗等外来药物。该书以《证类本草》为蓝本，在文前编辑了序列，介绍历代诸家本草，引证经史百家书目、七方、十剂、气味阴阳、升降浮沉、引经报使、配伍、禁忌、治法、治则等内容，全面总结了明代以前我国的药物学内容，保存了大量医药文献，是我国药学史上重要的里程碑。该书按自然属性分为水、火、土、金石、草、谷、菜、果、木、服器、虫、鳞、介、禽、兽、人，共16部62类，每药标正名为纲，纲之下列目，纲目清晰。这种按"从微至巨""从贱至贵"的原则，即从无机到有机、从低等到高等，基本上符合进化论的观点，因而可以说是当时世界上最先进的分类法，它比植物分类学创始人卡尔·冯·林奈（Carl von Linné）的《自然系统》一书要早170多年。而且"物以类从，目随纲举"，既使各种药物依其性质归类，又便于寻找查阅。既是临床用药的经验介绍，又是药物按功效和主治病症分类的楷模。《本草纲目》中的每一味药都按释名、集解、修治、气味、主治、发明、附方等项分别叙述。之所以分列这么多项目，是因为各有其用意："诸品首以释名，正名也。次以集解，解其出产、形状、采取也。次以辨疑、正误，辨其可疑，正其谬误也。次以修治，谨炮炙也。次以气味，明性也。次以主治，录功也。次以发明，疏义也。次以附方，著用也。"可见，《本草纲目》从药物的名称、历史、形态、鉴别，到采集、加工、功效、方剂等，叙述甚详。尤其是发明这项，主要是李时珍对药物观察、研究和实际应用的新发现、新经验，这就更加丰富了本草学的内容。对药物的记载分析，尽量用实物说明和临床验证做出审慎的结论，内容精详、实事求是，突出辨证用药的中医理法特色。该书在收集历代本草精华的同时，对"有当析而混者，如葳蕤、女萎，二物而并入一条"，"有当并而析者，如南星、虎掌，一物而分二种"，而对于"以兰花而为兰草""以卷丹为百合"者，则做了准确的更正。对于水银，李时珍指出"大明言其无毒，《本经》言其久服神仙，甄权言其还丹元母，抱朴子以为长生之药，六朝之下贪生者服食，致成废笃而丧厥躯，不知若干人矣。方士固不足道，本草其可妄言哉！"他的临床实践和药物研究，对某些药物的功效做了新的概括，如对大风子治麻风、土茯苓治梅毒、延胡索止痛、曼陀罗麻醉、常山截疟、金银花疗痈等，都做了证实和肯定。《本草纲目》不仅对药物学做了详细的记载，同时对人体生理、病理、疾病症状、卫生预防等做了不少正确叙述，而且还综合了大量的科学资料，在植物学、动物学、矿物学、物理学、化学、农学、天文学、气象学等许多方面，有着广泛的论述，丰富了世界科学宝库，其影响远远超出了本草学范围。该书自1596年刻成第一版刊行后，很快风行全国，17世纪流传到国外，先后被译成朝、日、拉丁、英、法、德、俄等多种文字，成为不朽的科学巨著，是我国科技史上极其辉煌的硕果，在世界科技史上将永放光辉。

六、清朝的中医药学成就

清朝这一时期的中医药学在明代取得很大成就的基础上，又有一定的发展。在《本草纲目》的影响下，研究本草之风盛行。一是由于医药学的发展，以及西方药物知识的传入，清朝人对民间药物的进一步发掘整理，进一步补充修订《本草纲目》的不足之处，如赵学敏的《本草纲目拾遗》；二是配合临床需要，对药物的主治、功能和临证应用有了更深入的研究，以符合实用为原则，由博返约，对《本草纲目》进行摘要、精简、整理工作，如汪昂的《本草备要》、吴仪洛的《本草从新》等；三是受考据之风影响，从明末至清代，不少学者在《神农本草经》的辑复和注疏工作上取得了显著成就，如张璐的《本经逢原》，孙星衍、顾观光等人的辑本。

《本草纲目拾遗》（1765年）为赵学敏所著，全书共十卷约34万字，首卷列"小序、凡例、总目、正误、目录"，正误项下纠正《本草纲目》的错误34条。药物分类依《本草纲目》的体例，分为18部，把"金石"分为两部，增加"藤""花"两部，去掉"人"部（认为"非云济世，实以启奸"）。书中载药正品716种，附品205种（于正品中兼述者），总计921种，是增加新药最多的一部药学专著。该书实为《本草纲目》的补编，补充了太子参、白术、西洋参、冬虫夏草、银柴胡等临床常用中药，马尾连、金钱草、独角莲、万年青、鸦胆子等疗效确切的民间草药，同时收集了金鸡勒、香草、臭草等十余种外来药。该书尤其重视收录草药，遍及广东、广西、云贵、台湾、新疆、内蒙古等地，大大丰富了本草学的内容。该书不仅拾《本草纲目》之遗，而且对《本草纲目》已载药物治疗未备、根实未详的地方，也详加补充。卷首列正误34条，对《本草纲目》中的错误加以订正，在《本草纲目》的基础上创造性地发展了本草学，如《本草纲目》将鸭跖草与耳环草误分为二，将长生草与通泉草误合为一，赵氏均据实以匡正。该书引用参考文献、医药书282种，引据经史百家书343种，其中不少医书、本草已经亡佚，赖以该书保存部分佚文，如赵学楷的《百草镜》、王安的《采药方》、《李氏草秘》等多种佚文，引证均注明出处，具有重要的文献价值。该书收录了200余名被采访者的辨药用药经验，以及赵氏亲自考察鉴定药物的资料。总之，该书在《本草纲目》的基础上拾遗补阙，创造性地发展了本草学，为清代本草学的代表作。

七、中华人民共和国成立后的中医药学成就

中华人民共和国的成立标志着新民主主义革命的彻底胜利和社会主义初级阶段的开始。此后，我国社会主义事业取得了伟大成就，政治稳定、经济繁荣，重大科学技术研究成果层出不穷。许多先进技术被引入中医药学，大大促进了中医药学的发展。政府高度重视中医药事业的继承和发扬，并制定了一系列相应的政策和措施，使中医药事业走上了健康发展的轨道，本草学也取得了前所未有的成就。

1954年起，各地出版部门根据卫生部的安排和建议，积极进行历代中医药书籍的整理刊行。在本草学方面，陆续影印、重刊或校点评注了《神农本草经》《新修本草（残卷）》《证类本草》《滇南本草》《本草品汇精要》《本草纲目》等数十种重要的古代本草学专著。20世纪60年代以来，对亡佚本草的辑复也取得突出成绩，其中有些已正式出版发行，对本草学的研究、发展做出了较大贡献。

当前涌现的中药新著，数量繁多且种类齐全，从各个角度将本草学提高到了新的水平。当下，中医理论被大多数民众所认可，随之各种中药养生保健的书籍层出不穷，但是合理正确运用中药，需要在扎实的中医理论知识指导下，否则管中窥豹将误人不浅。当前书籍中最能反映当代本草学术成就的，有各版《中华人民共和国药典》《中

药大辞典》《中药志》《全国中草药汇编》《原色中国本草图鉴》《中华本草》等。《中华人民共和国药典》以法典的形式确定了中药在当代医药卫生事业中的地位，也对中药材及中药制剂质量的提高、标准的确定起了巨大的促进作用。《中药大辞典》（1977年）由江苏新医学院（现南京医科大学）编写，分上、下册及附编三部分，共收载中药5 767种，包括植物药4 773种，动物药740种，矿物药82种，传统做单味使用的加工制成品172种，如升药、神曲等，主要原植（动）物药材均附以墨线图。全书内容丰富，资料齐全、系统，引文直接标注最早出处，或始载文献，有重要的文献价值，是中华人民共和国成立以来中药最全面的巨型工具书之一。《中药志》由中国医学科学院药物研究所等编写，1959年出版。其特点是在广泛调查研究的基础上，采用现代的科学方法和手段，对中草药质量的真伪优劣进行鉴别和比较，以保证用药的准确性；其另一特点是增加了本草考证等方面的内容。《全国中草药汇编》由中国中医研究院中药研究所、中国医学科学院药物研究所、中国药品生物制品检定所会同全国九省二市及在北京的有关单位的代表组成编写组，负责编写、整理及绘图工作，于1975年9月和1986年7月两次由人民卫生出版社出版。全书分文字与图谱两部分：文字部分有上、下两册，正文收载中草药2 202种，附录1 723种，连同附注中记载的中草药，总数在4 000种以上，并附墨线图近3 000幅；为配合正文而编绘的《全国中草药汇编彩色图谱》选收中草药彩图1 156幅。该书在大量征集资料和调查研究的基础上，比较系统地、全面地整理了全国中草药关于认、采、种、养、制、用等方面的经验与有关的国内外科研技术资料，内容正确可靠、重点突出、便于应用，其实质相当于一部20世纪70年代的《现代实用本草》，是对中华人民共和国成立20多年来中药研究和应用的一次大总结。该书涵盖了当今中药学的几乎全部内容，它总结了我国两千多年来的中药学成就，资料收集丰富，在深度和广度上，超过了以往的本草文献，可以说该书是一部反映20世纪中药学科发展水平的综合性本草巨著。

中华人民共和国成立以来，政府先后三次组织各方面人员进行了全国性的药源普查。通过普查，基本上摸清了天然药物的种类、产区分布、生态环境、野生资源、蕴藏量、收购量和社会需要量等。在资源调查的基础上，编著出版了全国性的中药志及一大批药用植物志、药用动物志及地区性的中药志，使目前的中药总数达到12 000余种。

第三节 中医临床疑难杂症的辉煌成就

一、屠呦呦诺贝尔奖的历史丰碑

2015 年 10 月，屠呦呦获得诺贝尔生理学或医学奖，理由是她发现了青蒿素，这种药物可以有效降低疟疾患者的死亡率。屠呦呦获得诺贝尔奖，既是中国医学界迄今为止获得的最高奖项，也是中医药成果获得的最高奖项。

屠呦呦 1930 年 12 月 30 日出生在浙江宁波，是家中五个孩子中唯一的女孩。父亲摘引《诗经》"呦呦鹿鸣，食野之苹"，为她取名"呦呦"，意为鹿鸣之声。1951 年，屠呦呦考入北京医学院药学系生药学专业，毕业后被分配到中医研究院的中药研究所工作。由于屠呦呦的专业属于西医，中药所送她到中医学习班，用两年半的时间系统学习中医药。因为具有西医背景，而且勤奋，屠呦呦很快崭露头角。1969 年，屠呦呦被任命为中药研究所"523 任务"研究组组长，让她带领中医研究院中药研究所的几位同事一同参与到"523 任务"中，寻找抗疟药物的线索。那年，屠呦呦 39 岁，职称是助理研究员。

屠呦呦先系统地整理历代医籍。她还四处走访老中医，就连单位的群众来信也仔细地翻阅了一遍。由此，她专门整理出了一本《抗疟单验方集》，包含 640 多种草药，其中就有后来提炼出青蒿素的青蒿。不过，在第一轮的药物筛选和实验中，青蒿提取物对疟原虫的抑制率只有 68%，因效果不稳定而没有成为屠呦呦重点关注的对象。

那时，她的注意力都集中在了胡椒上。这种在中国极为常见的植物，对疟原虫的抑制率达到了 84%。这是一个很让人兴奋的数据，但此后的深入研究却事与愿违。屠呦呦发现，胡椒能抑制疟原虫的裂变繁殖，灭杀效果却非常不理想。于是她放弃了胡椒，把目光又转向了效果并不突出却在中医药典籍治疟药方中屡屡被提及的青蒿。

在公元前 168 年以前，中国医方书《五十二病方》已经对植物青蒿有所记载；公元 340 年，东晋的葛洪在其撰写的中医方剂《肘后备急方》一书中，首次描述了青蒿的抗疟功能；李时珍的《本草纲目》则说它能"治疟疾寒热"。但是，当屠呦呦利用现代医学方法检验青蒿提取物的抗疟能力时，结果却并不理想：有一次实验，它的抑制率只有 12%。

为什么在实验室里青蒿的提取物不能很有效地抑制疟疾？为什么同样的提取物却

得出千差万别的结果？屠呦呦一时找不到答案，她重新翻出古代医学典籍，一本一本仔细翻查。直到 1971 年下半年的一天，东晋葛洪《肘后备急方》卷三的治寒热诸疟方中的几句话触发了屠呦呦的灵感："青蒿一握。以水二升渍，绞取汁。尽服之。"绞汁使用的办法，和中药常用的煎熬法不同。这是不是为了避免青蒿的有效成分在高温下被破坏？福至心灵的一个闪念，推开了紧锁青蒿素奥秘的大门。此后的情节被众多的讲述者概括为，屠呦呦用沸点只有 34.6 ℃的乙醚，成功提取了青蒿素。其实，提取青蒿素实验的真实过程是繁复冗杂的。

在 2009 年出版的专著《青蒿及青蒿素类药物》中，屠呦呦提到了当时的一系列实验。这本专业性极强的书籍中记载的实验过程，穿插着大量的化学分子式、专业术语和数据，在外行人看来如同"天书"，只有几句高度概括的纲领性描述能够大致明白，读起来也颇为艰涩："青蒿成株叶制成水煎浸膏，95％乙醇浸膏，挥发油无效。乙醇冷浸，控制温度低于 60 ℃，鼠疟效价提高，温度过高则无效。乙醚回流或冷浸所得提取物，鼠疟效价显著增高且稳定。"她还特别提示："分离得到的青蒿素单体，虽经加水煮沸半小时，其抗疟药效稳定不变，可知只是在粗提取时，当生药中某些物质共存时，温度升高才会破坏青蒿素的抗疟作用。"

在实验数据的一份效果对比图表中，利用水浸得到的提取物，对疟原虫的抑制率最低只有 6％，乙醇浸膏得到的挥发油毫无效果，乙醇冷浸得到的提取物则可达到 95％的抑制率，乙醚提取物的抑制率则是 100％。那是一种黑色、膏状的青蒿抗疟物质粗提物，离最终的青蒿素晶体尚有一段距离，但确定无疑的是，打开最后宝藏的钥匙找到了。诺贝尔生理学或医学奖评委让·安德森（Jean Anderson）在接受人民日报记者专访时说："中医关于中草药有着丰富的知识，而西方科学家可以从分子生物学的角度对中草药进行分析提炼。屠呦呦既有中医学知识，也了解药理学和化学，她完善地把这些结合在一起。因此，东西方医学研究携手合作，会得到丰硕的成果。"屠呦呦这种不看重个人名利，不拘泥中西药方法之争，一颗赤子之心，一切都为了拯救生命的精神，是现代社会稀缺的精神。试想，如果只有西医没有中医，就找不到青蒿素存在的物质，使探索没有方向；如果只有中医没有西医，即使掌握了青蒿，提取青蒿素也需漫长时间的探索。

"善解能容，和而不同"的文化思想，使中医药事业既能广泛吸纳有利于自身发展的因素，又能始终保持自身的独立存在，这也是世界各国传统医学渐渐退出历史舞台，而中医药尚能一枝独秀的根本原因。屠呦呦荣获诺贝尔奖是中医药的一项荣誉，必将推动中医药事业更快更好地发展。

二、张亭栋用砒霜治疗白血病的辉煌成就

砒霜的化学成分为三氧化二砷。用砒霜治病，中药有传统，西方也曾用过。含砷的中药有砒霜、砒石、雄黄、雌黄等。北宋的《开宝新详定本草》、明朝李时珍的《本草纲目》都记载了砒霜的药性。西方在 19 世纪和 20 世纪 30 年代也曾用三氧化二砷治疗白血病，但未被普遍接受。

在巡回医疗过程中，哈尔滨医科大学第一附属医院的药师韩太云从民间中医处得知用砒霜、轻粉（氯化亚汞）和蟾酥等治疗淋巴结核和癌症。1971 年 3 月，韩太云将它们改制水针剂，称为"癌灵一号"注射液。哈尔滨医科大学附属第一医院中医科的张亭栋与韩太云合作研究把"癌灵一号"作为治疗白血病的手段。

1974 年，他们以哈医大一院中医科和哈医大一院检验科署名在《哈尔滨医科大学学报》发表《癌灵 1 号注射液与辨证论治对 17 例白血病的疗效观察》，总结从 1973 年 1 月至 1974 年 4 月对不同类型白血病的治疗效果。1976 年，哈医大一院中医科曾撰文《中西医结合治疗急性白血病完全缓解五例临床观察》，1973—1974 年以"癌灵 1 号"注射液与中医辨证论治治疗 23 例急性白血病，其中有 2 例完全缓解（一例完全缓解一年零八个月，一例完全缓解三年）。1975—1976 年采用中西医结合方法治疗急性白血病 20 例，其中有 3 例完全缓解，完全缓解的 3 例中有 2 例并发脑膜白血病（总缓解率为 74％）。

1979 年，荣福祥和张亭栋在《新医药杂志》报道，"癌灵 1 号"治疗后存活 4 年半和 3 年的两例病人，皆为急性粒细胞性白血病。1979 年，张亭栋和荣福祥在《黑龙江医药》发表他们当年的第二篇论文《癌灵一号注射液与辩证论治治疗急性粒细胞型白血病》，总结他们从 1973 年至 1978 年治疗急性粒细胞型白血病共 55 例。其中 1973 年至 1974 年单用"癌灵一号"治疗 23 例，1975 年至 1976 年用"癌灵一号"加其他中药和少量化疗药物治疗 20 例，1977 年至 1978 年用"癌灵一号"加其他中药和加少量化疗治 12 例。对每一个病例，他们都根据血象分型，有明确的疗效观察。如果说，1973 年的论文是他们发现"癌灵一号"的开创性论文，1979 年这篇就是张亭栋等有关"癌灵一号"的代表性论文。

《癌灵一号注射液与辩证论治治疗急性粒细胞型白血病》明确了以下三点：①有三例病人（一位成人、两位儿童），单纯使用"癌灵一号"，不用其他中药、不用化疗西药，也显示疗效，其中当时儿童存活已经 4 年，成人已存活 9 个月。在使用其他中药时，他们也指出其他中药并非治疗白血病，而用来支撑病人身体状况。②"癌灵一号"的有效成分为三氧化二砷。③"癌灵一号"对早幼粒型白血病效果最好。

1981 年，哈尔滨医科大学附属第一医院中医科在《黑龙江中医药》发表《癌灵一

号结合辨证施治治疗急性粒细胞白血病 73 例临床小结》，报道"癌灵一号"对急性粒细胞白血病完全缓解率达 24 %，总缓解率达 86 %。在 1982 年的全国中西医结合治疗白血病座谈会上，张亭栋、李元善交流了《癌灵 1 号治疗急性粒细胞白血病临床实验研究 —— 附 22 例完全缓解分析》和《98 例非淋巴细胞白血病分型与临床疗效探讨》。

1984 年，张亭栋和李元善在《中西医结合杂志》发表《癌灵 1 号治疗急性粒细胞白血病临床实验分析及研究》，总结他们 1972 年以来治疗的 81 例急性粒细胞白血病，他们再次指出"以 M3 型效果尤为显著"。1985 年，张亭栋等撰写《癌灵 1 号（713）注射液治疗急性非淋巴细胞白血病临床观察及实验研究》。

1991 年在《中医药信息》杂志中，孙鸿德、马玲等发表《癌灵 1 号结合中医辨证施治急性早幼粒白血病长期存活 16 例报告》，应该是延伸 1984 年张亭栋和李元善的文章。

1992 年，孙鸿德、马玲、胡晓晨、张亭栋在《中国中西医结合杂志》发表《癌灵 1 号结合中医辨证治疗急性早幼粒白血病 32 例》。

三、中医药成功治疗非典型肺炎

2002 年底以来，SARS 在全球 32 个国家和地区蔓延。至 2003 年 7 月，全球病例总数为 8 422 例，其中中国内地 5 327 例，香港 1 755 例。全球 SARS 平均病死率为 11 %，中国为 10.88 %，新加坡为 17 %。中国 SARS 的病死率远低于其他国家和地区，一个重要原因是，在中医药界的呼吁下，在国务院领导的支持下，中医药得以介入 SARS 治疗过程，中西医两条腿走路发挥了特殊作用。广州中医药大学附属第一医院治疗 50 余名 SARS 病人，无一例死亡，医护人员也无一人感染；某西医医院截至 2003 年 5 月份共收治 117 名病人，10 人死亡，其中中医介入治疗 71 人，仅 1 人死亡；广州中医介入最早最深，病死率全国最低，不到 4 %，全国病死率约 7 %。在北京，中医介入治疗后 SARS 病人的死亡率下降了 20 %。

西医治疗一个 SARS 病人的平均费用是 5 万～ 10 万元，而广州中医药大学附属第一医院以中医为主治疗 SARS 病人，费用最高的一例只有 5 000 元。

由于大量使用激素等药物，西医治疗的 SARS 病人患肺部纤维化和骨坏死病的人数达 1/3 以上，以中医为主治疗的病人至今尚未发现特别的后遗症。

中医治疗 SARS 的特殊作用与意义已被世界卫生组织专家认同。在世界卫生组织与中国国家中医药管理局于 2003 年 10 月联合主办的中医、西医结合治疗 SARS 国际研讨会上，专家一致认为：中医药科研与临床人员运用中医药抢救了大量 SARS 患者的生命，开展了卓有成效的前瞻性临床研究，积累了丰富的研究资料；在预防和恢复期治疗方面，迄今西医尚无针对性治疗方法，中医有其独到之处；中西医结合治疗SARS 是安全的，并且潜在效益很大。专家一致建议：治疗 SARS 要在中医理论指导下，尽可能早期、全程、合理使用中医药；要将中医纳入公共突发事件临床救治体系，建立研究网络，制定应急预案和研究预案；中西医结合治疗 SARS 的经验可作为其他国家防治急性传染病的参考。

在 SARS 这场突如其来的灾难中，中医药之所以能发挥特殊作用，做出巨大贡献，在于中医药的优势。中医与西医的对抗疗法不同，中医虽无微生物学理论，但其"戾气"学说自有一套解决病毒性疾病的方法。中医治疗并非与病毒对抗，而是注重调护病人正气。西医要先找到致病病毒，再找到杀灭这种病毒的药品，未找到病因之前无法决定治疗方案，更无药可医，也说明了西医"头痛医头，脚痛医脚"的还原论理念。而中医的精髓在于辨证论治，它研究人体阴阳平衡，以及如何调动人体康复能力以恢复平衡、恢复健康，所以在治疗病因不明的疾病和多因素疾病方面具有不可取代的优势。任何疾病只要有临床表现，中医就可以以不变而应万变，用辨证论治的方法进行治疗，并能取得满意的临床疗效。

第四节　中医药预防学优势

一、中医药预防模式

现代医学预防模式只重视疫苗的作用和环境卫生，而忽视了中医养生的作用。人们一听说要发生流感，只知道疫苗能防治流感，而不知道中医的许多食疗养生预防流感，以及中医非药物疗法防治流感的效果。面对 2004 年的禽流感和可能引发的人流感，人类恐惧和无奈的根源是西医自身的局限性。疫苗对于病毒结构相对稳定、无明显变异的流行性疾病，如天花、麻疹、小儿麻痹等的预防作用明显。但是一旦遇到SARS、甲型 H5N1 流感病毒这类病毒，情况就不同了。人们急于研制疫苗，疫苗研制出之后，病毒却又变异了，疫苗对于变异的病毒不起作用，达不到预防流感的目的。这类病毒常处于不断变异之中，它像"移动的靶点"那样，总是让西医跟在后面捕风捉影。而西医总是出现了病情找病毒，针对病毒找药物。越寻找特异性药物，越是找不到。所以单独依靠西医来预防病毒性疾病，显得格外被动。相比之下，《黄帝内经》中"阴平阳秘，精神乃治""正气存内，邪不可干"的思想，显得格外重要，通过中医的各种养生保健方法，即可预防这些病毒性传染病。

《中国疫病史鉴》记载,西汉以后的两千多年里,中国先后发生过321次疫病流行。由于中医的有效预防和治疗,都在有限的地域和有限的时间内,控制了疫情的蔓延。因此,在预防疾病方面,采取以中医为主、中西医并重的预防措施,有利于社会和经济稳定发展。

西方公认的"医学之父"希波克拉底(Hippocrates)在公元前400年就曾经指出,"我们应该以食物为药,饮食就是首选的医疗方式"。这一论断同中医理论的"寓医于食"不谋而合。中医养生从太极拳到坐禅静心,有动有静、老少皆宜,清晨或晚上练一遍,全天神清气爽、精力充沛。中医防病,春夏秋冬四季,从食补食疗到拔罐刮痧,许多民众都从中医中学习了一套预防疾病和对治疾病的办法。中医治病,从使用中草药到针灸、推拿,许多中医医生都有一整套对治一般疾病的方法,且治疗方便、价格低廉、效果显著。从卫生经济学角度看,中医药养生保健将是未来人类医疗保健的基础,也是中医走向世界的基础之一。

二、中医防治重大疾病和传染病的优势

人们通常认为,中医只能治疗慢性病、老年病。其实,中医是在治疗传染病中发展起来的。东汉建安年间伤寒病大流行,张仲景总结临床经验,写成了《伤寒论》,有效制止了伤寒传播,奠定了中医诊断和治疗的理论基础。明永乐到崇祯年间多次大疫,吴又可的《瘟疫论》和叶天士的"卫气营血"辨证论治,形成和完善了温病学说,中华民族在制服传染病上又进了一大步。近几十年来,中医在一些重大疾病的防治作用也十分显著。1956年石家庄流行乙型脑炎,师仲景法用白虎汤,疗效超过世界水平;1958年广州流行乙型脑炎,邓铁涛教授参加救治,统计中医之疗效达90%,且无后遗症;20世纪60年代广东麻疹流行,死婴不少,广东中医学院医疗队用透疹清热的方法,所到之处死亡病例便被制止。20世纪90年代,美国疾病控制预防中心(CDC)对1988年上海以中医药为主治疗乙肝重叠甲肝与1983—1988年美国本土西医药治疗同类疾病的死亡率进行了统计对比,中国的死亡率为0.05%,美国的死亡率为11.7%,即中美的死亡率之比是1∶234。SARS防治期间,中医的作用已被世界卫生组织承认并高度评价。在艾滋病治疗方面,相关课题组的调研结果表明,中药的疗效远大于西药,而且治疗费用也远远低于西药。

第五节 中医"治未病"的优势

一个人只有具备了躯体健康、心理健康、社会良好适应能力、道德健康和生殖健康才能称得上是健康。也就是说，健康不仅是没有疾病或不虚弱，而且是身体上、心理上和社会适应方面的完好状态。现代医学关于生命曲线的公式是健康 — 亚健康 — 疾病，中医学理论认为生命曲线的公式是未病 — 欲病 — 已病。虽然二者关于生命曲线的表达方式不同，但其中心思想却是相同的。

一、健康的概念

在 20 世纪 50 年代以前，健康常被人理解为"不生病"，人们普遍认为健康就是没有疾病，有病就意味着不健康。后来，有人把健康定义为人体各器官系统发育良好、功能正常、体格健壮、精力充沛并具备良好劳动效能的状态。实际上，这个定义也不够全面，没有关注到人的精神、心理健康。但随着医学的发展，人们对健康和疾病的认识不断加深，现代人已经普遍认为，健康不仅是指四肢健全、躯体无病，还要求精神上有一个完好的状态。心理、社会、文化因素同生物、生理因素一样，与人的健康、疾病有非常密切的关系。

何谓健康，1948 年，WHO 在其《世界卫生组织宪章》中开宗明义地指出："健康不仅是没有疾病和病态（虚弱现象），而且是一种个体在身体上、精神上（心理上）和社会上完全安好的状态。"1978 年《阿拉木图宣言》重申："健康不仅是疾病和体虚的匿迹，还是身心健康、社会幸福的总体状态，是基本的人权，达到尽可能高的健康水平是世界范围内的一项最重要的社会性目标。"1982 年，WHO 对健康的定义又做了修改和补充，在人的心理、生理、社会的三要素中加进了"道德健康"，形成了人的生理、心理、道德和人与社会、人与环境相适应的整体观念。这可以说是人类对健康的一个较完整、科学的认识。健康新概念中的人，已经不仅是生物意义上的人，而且是社会的人了。1992 年，WHO 在《维多利亚宣言》中首次提出了"合理膳食、适量运动、戒烟限酒、心理平衡"四大健康基石。四大健康基石是有史以来人类康寿经验的大总结，可以说，人类从此步入了自觉的健康时代。

由此可见，健康应包括生理、心理和社会适应等方面。一个健康的人，既要有健康的身体，还要有健康的心理和行为。只有当一个人身体、心理和社会适应都处在个良好状态时，才是真正的健康。现代健康观的核心思想应该是"人人为健康，健康为人人"，这是一种社会协调发展型的健康观。

《维多利亚宣言》也留下了一个永远的遗憾即没有提出健康保障。即使人们百分之百地做到了宣言中的四条，也无法进入自主的健康时代。预防才是健康的保障，因此强调预防，重视治未病，使生命达到最高境界，即"无疾而终"，是人类追求的终极目标。

中医对健康、无病、未病和疾病有自己的认识，而且随着时代的进步，这些认识也在进步与更新。汉语中"健康"的"健"字，最早是指形体健壮、强盛，因此有健身、健壮的常用词，《易经》曰"天行健，君子以自强不息"即为此意；"健康"的"康"字，主要指心态坦荡、宁静，因此有康宁、康泰的说法。所以，我国古代的健康观就包含了身心的健康。中医学认为，形与神是生命的基本要素。"形"指形体，包括脏腑、组织、器官等；"神"指生命功能，包括心理功能和生理功能，人的生命是肉体（形）与精神（神）的统一体。所谓健康，就是人体形神的统一。人体的生命活动与社会、自然环境维持在一种动态的、相对平衡的状态中，健康是动态的、可调的即处于平衡状态就是健康。健康的本质是人与自然、心与身、气与血的和谐。

中医的健康标准是什么？《黄帝内经》提出一个"和"字，即"血和""卫气和""志意和""寒温和"。"血和"可概括为血气运行和畅，"志意和"可理解为精神活动正常，"寒温和"意指机体能适应外界寒温环境。从中可领悟中医关于健康的标准有三条：一是人体功能活动正常，以血气运行和畅为标志，即"血和"；二是人的精神活动正常，即"志意和"；三是机体能适应外界的环境，即"寒温和"。概括地说，中医认为健康的本质是和谐，即人与自然和谐、气与血和谐、心与身和谐。此三条内容与近年 WHO 关于健康的定义（躯体无异常，心理活动正常，能适应外界环境）有异曲同工之妙，然而一个"和"字充分凸显了中国数千年传统文化的积淀，而且其内涵更加深刻、丰富。

二、"未病"的概念

中医"未病"一词，源于《黄帝内经》。《黄帝内经·素问·四气调神大论》中说："圣人不治已病，治未病，不治已乱，治未乱，此之谓也。夫病已成而后药之，乱已成而后治之，譬犹渴而穿井，斗而铸锥，不亦晚乎？"汉代张仲景所著的《金匮要略》对什么是治未病做出了进一步的阐释："上工治未病，何也？治未病者，见肝之病，知肝传脾，当先实脾。"所谓"未病"，是指身体健康、没有疾病。随着中医学的发展，其范围也有所扩充。

从字义来看，"未病"即"疾病未成"，定义是"体内已有病因存在但尚未致病的人体状态"，即疾病前期。但随着中医理论的发展，结合临床实际，"未病"的概念不断扩展，已经包括了无病期、欲病期、既病防变期、愈后防复期，这些都称为"未病"状态。也就是说，"未病"是一个相对的概念，"未病"并不全是没有病，如"见肝之病，知肝传脾"，则表明此时人体处于既病防变期，肝已病，而脾尚处于"未病"状态。

无病期，即人体处于健康状态，此时应防止体内病因发生或（和）外邪入侵的未病先防，身体健康时的养生防护，或传染性疾病的预防。正如，《黄帝内经·素问·四气调神大论》所说："春三月，此谓发陈。天地俱生，万物以荣，夜卧早起，广步于庭，被发缓形，以使志生。生而勿杀，赏而勿罚，予而勿夺，此春气之应，养生之道也，逆之则伤肝，夏为寒变，奉长者少……冬三月，此谓闭藏。水冰地坼，无扰乎阳，早卧晚起，必待日光，使志若伏匿……是故圣人不治已病，治未病，不治已乱，治未乱，此之谓也。"《黄帝内经·素问》中更有众多，根据当年"司岁备物"、防治疾病的论述。

此外，部分人群处于未病状态时，人体脏腑阴阳之盛衰已有偏颇，或已有"邪气"内存（内生或外来），但功能活动尚未失常，如一个人体质阴弱阳盛，有湿邪内伏，但只有发展到阴虚阳亢、湿邪阻滞脾胃时，人体才出现功能失常的疾病状态。这种阴弱阳盛、湿邪内伏的体质状态就是典型的"未病"状态。

"欲病"之说，源于唐代孙思邈的《千金要方》，书中记载："古人善为医者，上医医未病之病，中医医欲病之病，下医医已病之病，若不加心用意，於事混淆，即病者难以救矣。"欲病之病，如孙思邈所说："凡人有不少苦似不如平常，即须早道，若隐忍不治，希望自差，须臾之间，以成痼疾。"欲病之病，在外表上虽然有不适的症状表现，仅仅是"苦似不如平常"，全身不适，勉强坚持工作，到医院检查各项指标又都未见异常，医生不足以诊断为某一种疾病。欲病之病实质是人体处于未病与已病之间的一种状态。

三、中医"治未病"的源流

"治未病"是中医学的一大特色和优势，是中医学理论体系中最具影响力的理论之一，它根植于中国文化的"肥沃土壤"。几千年来，"治未病"思想经历了萌芽、形成、发展、成熟四个历史阶段，对人民群众的卫生保健活动有着重要的指导意义。

中医学中的许多基本理论，如阴阳学说、精气学说、五行学说等都源于古代哲学思想，"治未病"这种防患于未然的预防医学思想也不例外，其形成同样离不开中国传统哲学理论。"治未病"的萌芽，最早可追溯至殷商时代，《商书·说命》曰："惟事事，乃其有备，有备无患。"说明当时人们已认识到预防的重要性。

春秋战国时期，"有备无患"的思想进一步得到发展，如《左传·襄公十一年》中说："《书》曰：'居安思危。'思则有备，有备无患。"《管子·牧民》中说："惟有道者能备患于未形也，故祸不萌。"这种避祸防患的观念既而影响医学界，医家开始意识到疾病应早发现、早治疗。例如，《史记·扁鹊仓公列传》记载扁鹊对齐桓公望色诊病，"君有疾在腠理，不治将深""君有疾在血脉，不治恐深""君有疾在肠胃间，不治将深"等。故《淮南子·人间训》曰："人皆轻小害，易微事，以多悔，患至而后忧之，是犹病者已倦而索良医也。虽有扁鹊、俞跗之巧，犹不能生也。"《国语·楚语》亦云："夫谁无疾眚，能者早除之……为之关籥藩篱而远备闲之，犹恐其至也，是之为日惕。若召而近之，死无日矣。"强调了疾病早期治疗，防止转变的重要性。这些朴素而原始的"防患于未然"的思想，虽未形成系统的医学理论，但是其主旨，是"治未病"概念的滥觞。

这一时期，对"治未病"概念形成影响较大的，当属《易经》《道德经》《庄子》《孙子兵法》《淮南子》等著作。《易经·既济卦》曰："既济：亨，小利贞；初吉终乱。"孔子在《易传·象》中解释说："水在火上，既济；君子以思患而预防之。"也就是防在于预，预在于思，其目标是"患"，充分反映了防患于未然的预防思想。《道德经》第六十四章也说："其安易持，其未兆易谋；其脆易泮，其微易散。为之于未有，治之于未乱。"告诫人们：事物在萌芽阶段易于被消灭，所以要居安思危，及时发现变化的征兆和苗头，采取相应的措施，形象地论述了"治之于未乱"的道理。应用于医学方面即《道德经》第七十一章提出的"以其病病，是以不病"。若时常害怕生病而先作预防，就可以避免疾病为害。《庄子·盗跖》云："丘所谓无病而自灸也。"可见当时人们已经用灸法来防病保健了。《孙子兵法》是我国现存最早的一部军事著作，就其哲学思想的内涵来看，也包含许多"治未病"的思想，如《孙子兵法·九变》曰："用兵之法，无恃其不来，恃吾有以待也；无恃其不攻，恃吾有所不可攻也。"体现了兵家"有备无患"的战略指导思想。《淮南子》主张"治无病之病"，指出："良医者，常治无病之病，故无病；圣人者，常治无患之患，故无患也。"这些都为治未病思想的形成奠定了基础。"治未病"概念的提出，首见于《黄帝内经》，书中有三处直接提及"治未病"。归纳起来大致有下面四层意思。

（1）未病先防。《黄帝内经·素问·四气调神大论》曰："是故圣人不治已病，治未病，不治已乱，治未乱，此之谓也。夫病已成而后药之，乱已成而后治之，譬犹渴而穿井，斗而铸锥，不亦晚乎？"从正反两方面强调了治未病的重要性，告诫医生和患者，应重视未病先防。这包括顺应四时，即"顺四时而适寒暑"（《黄帝内经·灵枢·本神》），"春夏养阳，秋冬养阴，以从其根"（《黄帝内经·素问·四气调神大论篇》）；形神共养，如《黄帝内经·素问·上古天真论》所说："法于阴阳，和于术数，食饮有节，起居有常，不妄劳作，故能形与神俱，而尽终其天年，度百岁乃去。"

（2）治病萌芽。《黄帝内经·素问·刺热》云："肝热病者，左颊先赤；心热病者，颜先赤；脾热病者，鼻先赤；肺热病者，右颊先赤；肾热病者，颐先赤。病虽未发，见赤色者刺之，名曰治未病。"就是说，疾病初发、苗头初露，就要及时采取措施、积极治疗。《黄帝内经·素问·阴阳应象大论》中说："邪风之至，疾如风雨。故善治者治皮毛，其次治肌肤，其次治筋脉，其次治六腑，其次治五脏。治五脏者半死半生也。"《黄帝内经·素问·八正神明论》更指出："上工救其萌芽……下工救其已成，救其已败。"后世张景岳解释说："祸始于微，危因于易。能预此者，谓之治未病。"

（3）待衰而刺。《黄帝内经·灵枢·逆顺》中说："方其盛也，勿敢毁伤，刺其已衰，事必大昌。故曰：上工治未病，不治已病。此之谓也。"在针刺治病时，对于病势猖獗的病证，要避其猖獗之势，选择适当时机。正如《黄帝内经·素问·疟论》所说："夫疟者之寒，汤火不能温也；及其热，冰水不能寒也……当此之时，良工不能止，必待其自衰，乃刺之，其故何也……经言无刺之热，无刺浑浑之脉，无刺漉漉之汗，故为其病逆，未可治也。"

（4）既病防变。在生病之后，防止疾病传变，也称为"治未病"。《黄帝内经·素问·玉机真藏论》指出："五脏有病，则各传其所胜。"其后《难经》《伤寒杂病论》等根据这一规律有进一步论证。

《难经·七十七难》曰："经言，上工治未病，中工治已病者，何谓也？然，所谓治未病者，见肝之病，则知肝当传之于脾，故先实脾气，无令得受肝之邪，故曰治未病矣。中工者，见肝之病，不晓相传，但一心治肝，故曰治已病也。"《难经》运用五行乘侮的理论，并以肝为例，突出体现了在既病防变中如何防止疾病传变，丰富了《黄帝内经·素问·玉机真藏论》中有关疾病传变的论述。

汉代，张仲景发展了《黄帝内经》《难经》中"治未病"的思想。在《金匮要略·脏腑经络先后病脉证》中列"上工治未病"于首条，告诫人们平时就应注意"房室勿令竭乏，服食节其冷热苦酸辛甘"。"五脏元真通畅，人即安和""若人能养慎，不令邪风干忤经络""不遗形体有衰，病则无由入其腠理"，均说明疾病是可以预防的。并重视"治病萌芽"，提出"适中经络，未流传脏腑，即医治之"的有病早治的思想，具体采取的防治措施，如"四肢才觉重滞，即导引、吐纳、针灸、膏摩，勿令九窍闭塞"。

张仲景最突出的贡献是实现了对"既病防变"思想的具体应用，在《金匮要略·脏腑经络先后病脉证》中遵《难经》之意，曰："夫治未病者，见肝之病，知肝传脾，当先实脾。"并创"四季脾旺不受邪，即勿补之"，所以"防变"还当根据临床具体情况具体对待，其成为既病防变、灵活运用的经典论述。书中处处蕴含着既病防变的思想，如《金匮要略·痉湿暍病脉证治》中曰："太阳病，无汗而小便反少，气上冲胸，口噤不得语，欲作刚痉，葛根汤主之。"太阳病虽在表，有里传之势，为发痉先兆，若不加治疗，将发展成角弓反张、卧不着席的痉病，故选用葛根汤以生津养筋。再如，《伤寒论》第八条云："太阳病，头痛至七日以上自愈者，以行其经尽故也。若欲作再经者，针足阳明，使经不传则愈。"即根据六经传变规律，预先针刺阳明经穴位以防太阳病邪气内传。又如，《伤寒论》第六十五条，由于"发汗后，其脐下悸者，欲作奔豚，茯苓桂枝甘草大枣汤主之"，使奔豚将发而未发，以及治阳明腑实证所创三承气汤急下存阴法，皆是为"治未病"的典范。

唐代"治未病"理论已经比较成熟。孙思邈在《千金要方》中说："上医医未病之病，中医医欲病之病，下医医已病之病。若不加心用意，于事混淆，即病者难以救矣。"将疾病比较科学地分为"未病""欲病""已病"三个层次，反复告诫人们要"消未起之患，治未病之疾，医之于无事之前"，并将"治未病"作为评判医生的标准。因此，孙思邈倡导积极养生，认为"治未病"主要从养生防病和既病早治着眼，在《千金要方》中载有一整套养生的方法和措施，很有实用价值。

宋代，"治未病"思想同样受到了医家的重视。例如，南宋王执中在《针灸资生经》中提及"刺泻风门，可令背不痈疽"。又明言脐灸能强身健、延年益寿。窦材在《扁鹊心书·住世之法》中则将灸法列为各种养生保健法的首位，主张常灸关元、气海、命关、中脘等穴以防病摄生，而且要求早灸、多灸，"若灸迟，真气已脱，虽灸亦无用矣；若能早灸，自然阳气不绝，性命坚牢"。并指出熏灸关元穴于无病时可预防保健，在既病后可防病传变。

元明时期，医家亦主张"摄养于无疾之先"，大都是对《黄帝内经》中"治未病"概念的延伸。例如，元代邹弦所续宋代陈直的《寿亲养老新书》中提及，按擦涌泉穴可"终不染瘴，面色红腻，腰足轻快"。朱丹溪《丹溪心法》云："与其救疗于有疾之后，不若摄养于无疾之先。盖疾成而后药者，徒劳而已。是故已病而后治，所以为医家之法；未病而先治，所以明摄生之理。夫如是则思患而预防之者，何患之有哉？此圣人不治已病治未病之意也。"李东垣注重调理脾胃，认为治未病始终要重视脾胃的调养，以扶助正气，抵抗邪气。"真气又名元气，乃先身生之精气也，非胃气不能滋之""脾胃之气既伤，而元气亦不能充，而诸病之所由生也"（《脾胃论》）。其论著反复阐述脾胃与元气的关系，"养生当实元气""欲实元气，当以调脾胃"。

明代的张景岳云："故在圣人则常用意于未病未乱之先，所以灾祸不侵，身命可保。"强调体质强弱在治未病中的关键作用，"脏病唯虚者能受而实者不受，脏邪唯实者能传而虚者不传"。汪绮石著《理虚元鉴》，虽是治疗虚劳病的专书，但也有鲜明的"治未病"特色，提出"虚劳当治其未成"，认为若病已成而后治之则"病虽愈亦是不经风浪"，"令其善为调摄，随用汤液十数剂，或用丸剂胶剂二三斤，以断其根"。

清代，"治未病"思想更趋于完善。喻昌深谙治未病要义，其所著的《医门法律》中"未病先防，已病早治"之精神贯穿始终。例如，《中风门》中的人参补气汤便是抵御外人之风的绸缪之计。张璐在《张氏医通》中提出："夏月三伏用药贴敷肺俞、膏肓俞、百劳等穴，可预防哮喘冬季发病。"更是发展了"冬病夏治"的防病复发思想。王清任的《医林改错》也体现未病先防的思想，其专篇列有"记未病以前之形状"，载有中风之先兆症状 34 种，提醒人们"因不痛不痒，无寒无热，无碍饮食起居，人最易于疏忽"。叶天士将治未病思想广泛应用于温热病中，其在《温热论》中指出，对于温热病控制其发展变化的积极措施"务在先安未受邪之地"。温病属热证，热偏盛而易出汗，极易伤津耗液，故保津护阴属未雨绸缪、防微杜渐之举，是控制温病发展的积极措施。同时，根据病人体质采取不同的原则及方药，以防传变。例如，对素体阳气不足者，治疗时注意顾护阳气，即《温热论》所述"面色白者，须要顾其阳气""湿盛则阳微也，法应清凉，然到十分之六七，即不可过于寒凉，恐成功反弃。何以故也？湿热一去，阳亦衰微也"。对于素体阴虚者，指出"须要顾其津液，清凉到十分之六七，往往热减身寒者，不可就云虚寒，而投补剂，恐炉烟虽息，灰中有火也"。这种"辨体质、先安防变"的用药方法，对后世具有重要意义。其后，吴鞠通在《温病条辨》中提出保津液和防伤阴，指出温病易伤阴动风而致痉，所以要"于其未痉之先……以法治之，……而痉之源绝矣""全在见吐泻时，先防其痉"，若"热邪深入下焦，脉沉数，舌干齿黑，手指但觉蠕动，急防痉厥，二甲复脉汤主之"，用以养阴清热息风防痉厥，与叶氏"务在先安未受邪之地"之意吻合，充实了治未病思想的内涵。吴氏还认为温病瘥后，最易因食而复，强调病后防复的重要性，"阳明温病，下后热退，不可即食，食者必复……令饱，饱则必复，复必重也"。

中华人民共和国成立后，"预防为主"一直是我国卫生工作的基本方针。1950 年8 月，在第一届全国卫生工作会议上，毛泽东主席为会议题词"面向工农兵，预防为主，团结中西医"，成为我国最早的卫生工作方针，"治未病"的概念不断深入人心。随着国家疾病防控与卫生监督体系逐步完善，以及科技水平的不断提高，人们的工作和生活环境得到明显的改观。麻疹、白喉病、百日咳、流行性乙型脑炎、流行性脑脊髓膜炎等发病率大幅度下降，结核病、乙型肝炎等防治也取得明显进展；一些慢性非传染性疾病防治得到重视和加强，如高血压、糖尿病、冠心病等，开展了社区综合防治干预，取得了一定的效果；对地方病的防治，如克山病、大骨节病、碘缺乏病等，也取得了举世瞩目的成绩。

进入 21 世纪以来，随着医学模式的转变及医学发展趋势"由以治病为目标对高科技的无限追求"，转向"预防疾病与损伤，维持和提高健康"，给"治未病"的发展带来了前所未有的机遇。2006年3月，国家16部委联合发布了《国家中长期科学和技术发展规划纲要（2006—2020年）》，将"人口和健康"作为重点领域之一，明确提出疾病防治重心前移，坚持以预防为主，促进健康和防治疾病相结合的方针，研究预防和早期诊断关键技术，显著提高重大疾病诊断和防治能力。2007年1月，国务院原副总理吴仪在全国中医药工作会议的讲话中提出："我特别提请大家思考和研究一个问题。中医学有一个理念：'上工治未病'，我理解就是重视预防和保健的医学，也就是防患于未然。如果预防工作做得好，身体强壮，抵抗力增强了，不生病或少生病不是更好吗？"吴仪副总理一语道出了中医学思想的精髓，符合"预防为主"的卫生方针，"治未病"的理念和实践被提升到了前所未有的高度，开启了中医治未病的新纪元。2008年8月，国家中医药管理局出台了《"治未病"健康工程实施方案（2008—2010年）》，紧接着确定了两批共46家"治未病"预防保健服务试点单位，涉及17个省（区、市）和局直属直管医院。同时将上海市、广东省作为实施"治未病"健康工程试点省市，开展区域性试点工作。研究制定了"治未病"科研规划，组织实施了一批科技项目并及时转化推广成果。2009年1月，在第二届"治未病"高峰论坛上，曾任卫生部副部长兼国家中医药管理局局长王国强同志说："中医药的整体观、辨证论治、治未病等核心理念，顺应了当今健康观念的深刻变化和医学模式的深刻变革，顺应了21世纪医学发展的新趋势和世界医药市场的新需求，其精髓如能得以进一步诠释和光大，将有望对新世纪的医学模式的转变以及医疗政策、医药工业甚至整个经济领域的改革和创新带来深远的影响。在党中央、国务院的决策领导下，'治未病'将开启中医药的新时代。"

四、中医治未病机构建设范例

（一）广东省中医院"治未病"中心建设思路

广东省中医院"治未病"中心以中医治未病思想为核心理念，以"政府引导，市场主导"为机制，以传统医学为基础，结合现代医学，融合现代科技，通过实施中医"治未病"健康工程，探索实践中医"治未病"思想的有效途径和模式，将"治未病"从理论转化为实践，提高疾病预防、养生保健能力，探索构建中医特色预防保健服务体系，为人民群众提供最佳的预防保健服务。

（二）上海中医药大学附属曙光医院"治未病"中心建设思路

"治未病"既是中医学传统的经典理论，又是现代化医学模式从以疾病为中心转变到以健康为中心的新理念。"未病先防、既病防变、已病早治"的中医"治未病"

核心理念是上海中医药大学附属曙光医院（以下简称"曙光医院"）长期以来追求的服务理念之一。曙光医院在通过常规医疗服务实现"治未病"目标的同时，注重发挥自身优势，以多种方式实现"治未病"理念。自 1997 年以来，医院在"以人为本，让人人享有健康保障"的服务精神指导下，以健康俱乐部、健康宣讲团为主要载体，深入群众，深入社区，开展健康保健指导、防病宣教。并于 2005 年底在新建成的浦东新院成立了曙光国际健康中心，开展健康体检、医疗咨询、养生保健等工作。

曙光医院于 2007 年响应国家中医药管理局关于中医"治未病"健康工程的指示，探索构建中医特色预防保健服务体系的思路和方法，在曙光国际健康中心的基础上，引进 KY3H 健康管理模式，整合原有的中医治未病资源和优势学科资源，组建了自成体系的曙光医院"治未病"中心。该中心以中医治未病思想为核心理念，以传统医学为基础，充分整合了原有的资源特色，结合现代医学，融合现代科技，传承传统医学"治未病"精粹，弘扬中华健康文化，突出以中医为主的防病理念及"治未病"的中医健康理念，根据全球的趋势、社会的需求、国际的成功经验和我国的传统优势，系统开展中医体质评估、健康保健指导、"治未病"进社区项目等以中医为特色的预防疾病工作。

第七章

中西医结合是中医药文化自信建设的一个方向

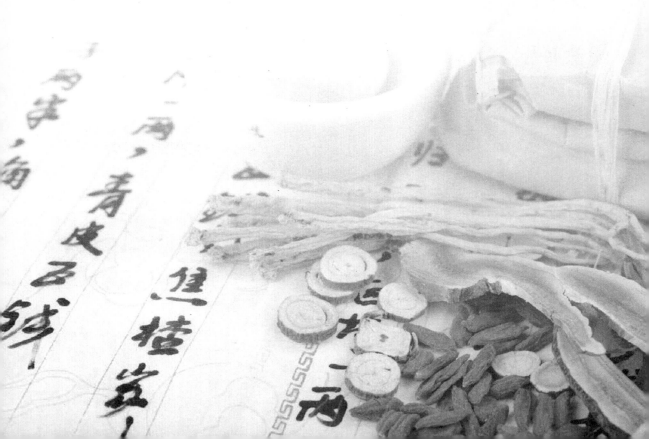

第一节　中西医结合成就的评价

一、正确评价中西医结合研究实践

中西医结合研究在中外医学史上乃至科学技术史上，都是一项重大的历史事件，要有正确的评价观点和方法。一是要有历史的观点，将其放到特定的历史背景中看；二是要有发展的观点，将其作为一个发生、发展、变化的过程看；三是要有辩证的观点，一分为二，客观分析，实事求是。

（一）实践的价值要充分肯定

从科技史、医学史的大背景来看，中西医结合实践的价值至少有以下三个方面。一是历史价值。有组织、有领导、有计划地把中医和西医统一起来，在中外医学史上都是第一次，是由中国人谱写的历史新篇章。二是学术价值。中西医结合研究的根本要求是把中医和西医两种学术统一起来，这种努力符合医学发展的客观规律，多年的中西医结合实践确立了中西医结合的发展方向，开辟了中西医结合的研究道路，造就了一支中西医结合研究的学术队伍，形成了一批中西医结合研究的成果，已经成为世界性的医学发展潮流，显示出巨大的发展潜力。三是临床价值。在中医和西医之外，提供了一种新的防治方式，可以优势互补，发挥更佳的疗效，受到患者的广泛欢迎，正在并将进一步为人类健康做出特有的贡献。

（二）实践的成就要看透讲够

中西医结合不但要看到已被公认的成果，还要看到为后续研究奠定的基础。一方面，中西医结合的学术研究取得一系列重要的进展和成果，基础理论研究日益深入，临床研究形成一批新的防治观点和法则，防治手段有了创造性的开拓，研制出一批新的治法和方药，新的学术思想正在孕育和开拓。另一方面，在临床研究和实验研究中，特别是在一些未果而终的课题研究中，中西医结合提出了一大批科学问题，积累了一大批科学事实，提示了一批有望突破的创新点，为开拓新的研究准备了选题线索和事实资料，在思路和方法上为新的研究提供了正面的或反面的参照。

（三）实践的局限要层层剖析

中西医结合研究还处于初级阶段，其不成熟性不可避免。中西医结合研究的队伍还不壮大，后力不足；指导思想仍不统一，时有非议和动摇；中西医的比较研究还不够深入，结合研究带有盲目性；中医现代化刚刚起步，结合研究的基础还不牢固；受知识结构的制约，研究方式陷于"以西解中"；方法论研究还很薄弱，两种思维方式难于统一；对于中西医差异的形成原因认识不透，中西医结合研究尚未达到"消除病因"的深度；缺乏必要的理论研究，存在着重技术轻理论的倾向；等等。

（四）面临着深刻的矛盾和困难需要突破和创新

中西医结合不像一开始设想的那样简单和容易，在曾经认为是"结合点"的地方，大都显露出其背后的深刻差异，中医与西医之间的"不可通约性"要比"可通约性"大得多、深得多，特别是在基础理论领域，其差异之深在目前几乎成为不可逾越的鸿沟。如何对待"不可通约性"成为突出问题，有两种选择：一种是将其排除于中西医结合研究范畴之外，只研究中西医可通约的内容；另一种是将其纳入中西医结合研究的范畴内，可通约的和不可通约的内容都研究。笔者主张后一种，但要走上这样的研究道路，需要一次思想解放，从根本上调整指导思想和研究思路，开拓和上升到完全不同于过去的中西医结合研究的新阶段，实现这一目标的关键是要深入研究和回答中西医不可通约的内容能不能统一、怎样统一的问题。

二、中西医结合的总体评价

中西医结合的总体评价确实存在一些争议甚至混乱，需要划清几个界限。

（一）中西医结合符合客观规律

中西医结合是国家卫生工作的方针之一，是由政府组织实施的，这正是中西医结合原则区别于中西汇通的重大特点，从自发、分散、个人的行为，上升到自觉、有组织、有领导的行动，举全国之力将其作为一件大事来办，这在中外医学史上概无先例。它是否脱离实际，是否一厢情愿，关键在两点：一是中西医的统一是否为客观规律；二是提出中西医结合是否符合这一规律。毋庸置疑，中西医统一是不以人的意志为转移的客观规律，提出和推动中西医结合研究符合并遵循着这一规律。

（二）发生的混乱、失误，但非"中西医结合"之罪

中西医结合发生的混乱、失误。例如：对于中西医的差异估计不足，误以为中西医的大部或主要学术内容在现有水平上能够融合，可以从"结合点"开始逐步实现统一，但实践的结果证明，大部分或主要的学术内容是不可通约的；对于中西医结合前景的预期过于乐观，曾预计经过几个五年的努力，最迟到20世纪末可以达到中西医结合的目标，但实践的结果却是"遥遥无期"；研究能力和研究水平还比较低，主要是用西医的知识和方法来验证和解释中医，许多问题都"验而难证""释而难通"；从"结合点"入手的各种研究大都不太成功，立项的几个重大课题（如经络实质、阴阳本质、

五藏本质、证候本质和规范化、辨证与辨病相结合等），大都未达到预期目标。对于"什么是中西医结合"的理解也出现多种版本，不少理解是肤浅、片面的，有些则是庸俗或错误的。这些偏差、失误、混乱的本质，绝不是因为中医与西医根本不能统一，而是在探索中西医如何统一的道路时，在认识上、行动上、方法上发生了偏差和失误，是中西医结合研究发展水平低下的表现，是用简单低级的方式来破解复杂高级问题所遇到的矛盾，就像用四则运算法则求解不了微积分问题，不是微积分问题不存在或不可解，而是需要比四则运算法则更复杂、更高级的求解思路和方法。这是一种"成长的烦恼"，需要成长来解决。

（三）中西医结合与中医现代化完全不同

不能用中西医结合代替中医现代化。所谓中医现代化，是指经过两千多年发展的中医学，实现在现代条件下的新发展。"现代条件"包括经济政治、思想文化、科学技术等，"新发展"是指解决前人提出但没有解决的问题，提出和解决当代健康和疾病的新问题，研究和创立新理论、新技术，在已有"经典中医学"的基础上，建立和发展"现代中医学"。对于中医现代化有多种理解和解释，有些理解和解释是不确切或不对的，如认为中医现代化就是对经典中医学做出现代解释、用西医的知识和方法来研究和解释中医，以及中医现代化就是中西医结合。中医现代化与中西医结合虽然关系密切，但却是完全不同的两种方向、两条道路、两项任务，中西医结合绝不是中医现代化，它解决不了中医现代化的基本问题和根本任务。中西医结合的本义不是消灭中医，而是弘扬和发展中医，其研究可有力促进中医现代化。但是，有些人认为中西医结合就是中医现代化，其研究先把中医的学术内容肢解、曲解成可用西医的知识和方法来验证和解释的东西，然后验证和解释成西医的东西，不能做此验证和解释的就予以否定，这样的做法，必然会瓦解，甚至湮灭中医的学术理论。有人说"结合一点，消灭一点，完全结合，完全消灭"，就是一种错误的倾向。

第二节　中西医结合思想的解放

思想解放是前提，思想不解放，很难打开新局面。过去的实践已经形成了一种学术传统和研究模式，中西医结合的基本特点是寻找"结合点"，从"结合点"入手用西医的知识和方法来验证和解释中医。这种传统和模式既是中西医结合研究取得进展的基石，也是目前困难和矛盾的根源。这种传统和模式只适用于中西医之间可以可通约内容的研究，对中西医之间不可通约的内容则完全失效。这样，中西医结合的研究就来到了一个十字路口：是固守已有的传统和模式，还是进行改革创新，开辟新的道路和模式？

所谓思想解放，主要是中西医结合研究的指导思想和学术思想要解放，目前最迫切的是要实现以下两个转变。

第一，指导思想从片面注重"结合点"转向全面注重"结合点"与"差异点"。应当对中医学与西医学进行全面系统的比较研究，梳理清楚其"差异点"与"结合点"，建立起包括"差异点"与"结合点"在内的总战略，发展两种研究：一种是传统的，从"交叉点""结合点"入手，促其统一；另一种是新开辟的，从"差异点""隔阂点"入手，研究不可通约的内容如何统一。这里的关键是要开辟不可通约的内容如何实现统一的研究。

第二，思路方法从"以西解中"转向全面应用现代科学技术。用西医的知识和方法来研究和解释中医，这种研究方式在中西医结合研究的初级阶段简便可行。但是，西医的知识和方法有其特定的视野，中医的许多东西远在其视野之外，用这种研究方法是无效的。特别是中西医的"差异点""隔阂点"，本来就与西医的知识和方法相异或相反，再用西医的知识和方法来研究和解释就是背道而驰。因此，要想开辟中西医结合研究的新阶段，就要冲破"以西解中"的局限，寻找新的智慧，运用现代科学技术，特别是现代科学技术的新思想、新理论、新方法。运用现代科学技术来研究和解决中西医学术统一问题，应是中西医结合研究新阶段的主要研究方式。

第三节　中西医结合研究的新阶段

一、中西医结合研究的新阶段能够开启

所谓中西医结合研究的新阶段，是在已有研究的基础上，确立新的指导思想和研究思路，把中西医可通约的和不可通约的内容同时纳入研究的总战略，既研究解决可通约内容的统一问题，又研究解决不可通约内容的统一问题，使中西医在更宽的领域和更高的层次实现"大统一"。要不要、能不能把中西医不可通约的内容纳入中西医结合研究领域，关键是要弄清不可通约内容的本质，探究不可通约有没有统一的途径和规律。

首先，对于中西医之间的不可通约性，要进行客观分析，应注意两点：一是中西医之间既有可通约内容，也有不可通约内容，两种情况并存，不可强调一面抹杀另一

面。但是，二者的分量和地位不同，现有事实显示："差异点"比"交叉点"多得多、深得多、可通约内容是少部分，主要涉及较为表浅的机制和规律，不可通约内容主体，大都涉及较为深刻的机制和规律。二是中西医之间不可通约内容也有许多层次，简单来说可分三层：一是表层内容，如不同的语言、概念、术语、规范等；二是内层内容，即学术内容，主要是基本理论，中西医的不同理论之异，在于其反映的规律不同，是不同规律之间的不可通约性，造成和决定着不同理论之间的不可通约性；三是深层内容，即学术思想，它以不同的观点和方法指导和支配着中西医，分别认识和驾驭了不同的规律，形成了不同的理论。对于中西医结合研究而言，这三个层次的差异或不可通约性都需要研究和解决，但着眼点和着重点是第二层次，而难点和最终决定点是第三层次。

其次，不可通约的东西能否统一，笔者认为是"统一"必然的，是一种客观规律，其根源在于两个"一元性"。

一是研究对象的一元性。在科学技术体系中，医学只有一门，其研究对象是人的健康与疾病。中医与西医是同一门医学内的两个学派，研究的是同一个对象——人的健康与疾病，只因主客观条件的不同，分别研究了同一个对象的不同方面或层次，分别认识了不同的现象和规律，形成了不同的理论和学术体系。无论中西医的理论多么不同，多么不可通约，归根结底，它们所反映的现象和规律都是人的健康与疾病，是同一门医学内的不同理论。中医与西医两个学派现有的不统一状态，只是医学发展不成熟的阶段性历史现象，医学发展到成熟时期，必然会将两个学派融入更加发达和完备的一元化理论体系。在科学发展史上，各个学科大都有这种学派争鸣现象，学派的争鸣与统一是科学发展的重要动力和机制。

二是科学真理的一元性。科学（医学）理论是客观真理，对于同一现象或规律的认识，真理只有一条。认识论的这一规律决定，不论中医与西医的观点和方法多么不同，只要研究的是同一现象或同一规律，所得的认识达到真理的水平，都必然是一元的，不同的认识途径会走向同一条真理。中西医现有的一些"交叉点"大都涉及同一类现象或规律，但往往认识的范围和深度不同，以及认识的准确性和真理性不同，因而在现有水平还很难统一，但只要对准同一现象或同一规律，认识发展到真理性水平，就一定能够统一。

二、中西医结合新模式

中西医统一的模式，人们曾提出过不少。就如何开创中西医结合研究新阶段而言，需要研究和比较两种不同模式：一种是传统模式，即以"结合点"为基础，把中西医之间可通约和融合的内容统一起来，形成新的学术体系，可称为"狭义模式"；另一种是创新模式，既包括可通约内容的统一，也包括不可通约内容的统一，从整体上形成全新的医学体系，是一种"大统一"模式，可称为"广义模式"。从已有研究结果来看，上述狭义模式只局限于可通约部分学术内容的融合，不是整个中医学与西医学的统一，因而并非真正意义上的中西医结合；广义模式才是中医学与西医学的全面统一，是真正意义上的中西医结合。"大统一"的广义模式需要从以下两个层次来实现。

第一个层次，不可通约的理论在理论体系上实现统一，即宏观层次。中医和西医那些不可通约的理论各自独立地发展，达到更加成熟的程度，统一到未来的、更高级的医学理论体系中。这种统一是由中西医研究对象的同一性决定的，是同一门医学的不同理论，统一到一元化的理论体系中，这是不可通约理论走向统一的道路。

第二个层次，可通约的理论在学术内容上融合统一，即微观层次。中医和西医那些可通约的理论，关于同一现象或规律的认识，可进一步研究，使认识深化并提高，达到客观真理水平，最终统一为一元化的真理性认识。这种统一是由科学真理的一元性决定的，是关于单一现象或规律单项理论的融合与统一，这是可通约的理论走向统一的道路。

这样，"大统一"模式既包括了可通约的理论在学术内容上的融合，又包括了不可通约的理论在理论体系上的统一，是从两种机制、两种途径、两个层次的统一，这应该是中西医结合研究新阶段追求的新方向。

需要强调的是，这种"大统一"绝不可能在中医和西医的现有发展水平上"合并"而来，它是整个医学进一步发展的结果。一方面，它不限于中国，将是世界性的，要有中西医之外其他医学的融入；另一方面，它要以中医和西医的新发展为基础，要有中西医结合研究的新突破，同时要融入整个医学未来发展的新成果。

这种"大统一"的新理论体系由四种理论来源构成：

（1）由中医单独贡献的理论，即中医不能与西医相通约的那些特有的理论，如阴阳、经络等，经过现代化发展，以成熟的理论形态和真理性知识融入新的理论体系。

（2）由西医单独贡献的理论，即西医不能与中医相通约的那些特有的理论，经过现代化发展，以更成熟的理论形态融入新的理论体系。

（3）中医与西医能够通约的各项理论，分别各自融合，发展为更加成熟和完备的新理论，融入新的理论体系。

（4）中医与西医之外的其他医学贡献的理论，以及整个医学的未来发展所创立的新理论。

在这种"大统一"中，中医和西医不可通约的理论各自发展和贡献是大量的，从宏观层次实现理论体系的统一占主导地位；中医和西医可通约的内容走向融合，从微观层次实现学术内容的统一，只是其中的一部分。

三、中西医结合医学

"中西医结合医学"是指中医学与西医学通过结合点融合起来，形成具有中西医结合性质的理论体系，它既区别于中医，又区别于西医，是相对独立的一种医学理论。也就是说，与中医、西医、中西医结合"三支力量"相对应，形成中医学、西医学、中西医结合医学"三种学术体系"。这一设想的本意有其合理性，但根据研究实践的结果和新的发展趋势，需要做更深入的思考和界定。

第一，中西医结合医学不是中医与西医的"交叉学科"。有学者认为，中西医结合医学是中医学与西医学的交叉学科。这种观点无法成立，因为交叉学科只产生于两个相邻的独立学科之间，如生物学与化学的交叉形成生物化学，生物学与物理学的交叉形成生物物理学，但中医与西医不是两个独立的学科，而是同一门学科内部的两个学派，中西医结合是医学内部两个学派的学术融合，不是两门医学之间交叉形成新的学科。中西医结合研究如果能够形成新的理论和理论体系，它只能是医学内部与中医、西医相并列的另一学派，绝不是作为"交叉学科"的第三门医学。

第二，中西医结合医学分为两种版本。一种是原有的设想，即以中医与西医的结合点为基础，可通约内容互相融合而形成新理论，既源于中西医又有别于中西医，相当于"大统一"模式中的"ab"部分，可称为"狭义中西医结合医学"。第二种是新的设想，即上述"大统一"模式实现的"A+B+ab+C"大统一，实际上是整个医学的大发展、大统一，可称为"广义中西医结合医学"。在这两种版本中，前一种实际上是后一种的组成部分，可以将其作为实现后一种设想的分支性目标或阶段性任务，有些研究可以作为主攻方向，或者专门作为中西医结合的一个研究方向。

第三，狭义的中西医结合医学关键在于创新。狭义中西医结合医学的基础是中西医可通约部分的融合，但是既源于中医和西医，又有别于中医和西医，这样的学术内容在逻辑上难以成立。除非创新，即在中医和西医的已有学术基础上创造出新内容，它才可能是新"学"特有的，因此创新是中西医结合医学的生命线。作为一种新"学"，应当由特定的概念、观点、学说组成，但半个多世纪以来，真正属于该"学"的新概念、新观点、新学说，几乎一个也还没有建立起来，这反映出已有研究的初始性，也提示没有创新也就没有该"学"。

第四节　中西医结合的理论研究与临床实践

一、中西医临床结合越来越广泛

中西医结合研究"热"了很多年，自 20 世纪 80 年代之后逐步降温，有人说中西医结合研究进入了低潮期。但真正"降温"的是基础研究，其声势不像以前那样火热，课题不像以前那样多而瞩目，但研究的视野和思路更加深入了。临床中西医结合医疗的势头确实更旺，对于这种"旺"，需要做冷静的观察和思考，总体上似乎可以用"阴虚阳亢"来概括。

"阳亢"是指外在形式"热度"不减反增，中西医结合医疗日益广泛。许多医院，特别是许多中医医院，以中西医结合为办院宗旨和发展方向，甚至加挂中西医结合医院的牌子；医院的许多科室以中西医结合为特色，或专攻某病的中西医结合治疗；大量的中医师"亦中亦西""衷中参西"，以中西医结合医疗为专长，甚至以中西医结合为业；民办和个体经营的诊所、医院以中西医结合为业者更多。

"阴虚"是指中西医结合临床医疗缺乏内在理论基础。实际上是"中西医并用、优势互补"的综合医疗。其具体方式多样，有的西医辨病中药治疗，有的西医诊断中医辨证分型治疗，有的中西医诊断互参、中西药并用治疗。这种防治没有达到中西医学术上的融合和统一，不过是"皮里春秋"，还不是真正意义上的中西医结合。

值得注意的是，中西医结合临床防治不能等中西医结合医学建立之后再开展，而且临床防治也是中西医结合研究的重要途径，因此在没有建立专门的中西医结合医学之前，应当支持和发展临床研究和探索。但是，探索就是探索，目前的这种"并用""互补"的"综合医疗"，远非真正的中西医结合医疗。

二、中西医结合最大的困难

中西医结合研究最艰巨的任务是"消除病因"，即消除造成中西医学术差异的原因，由此根治性地实现中西医结合。中西医学术差异的原因很多，祝世纳教授在《中西医学差异与交融》中从历史时代、经济政治、科学技术、思想文化四个方面做了分析和总结，但这四个方面的作用和性质是不同的，不能均质化地平等看待，需要分别做具体分析。

历史时代、经济政治、科学技术这三个方面的原因属于客观条件，主要影响和决定一个国家医学发展的速度和水平。中国和西方在不同历史时代的经济政治、科学技术的发展水平不同，造成了中西医在发展速度和水平上的差异。因此，要认识或者消除中西医在发展速度和水平上的差异，需要从这三个方面入手。

第四个方面即思想文化的作用，与上述三个方面不同，它内化为医学的学术思想、理论观点、思路方法，内在性地决定着医学的研究视野，决定着研究方向和关注焦点，支配着研究什么不研究什么、突出什么忽略什么，选择性地形成特有的学术内容。由于中国和西方的思想文化有所不同，有些基本观点甚至截然相反，分别内化为中医和西医两种截然不同的学术思想、理论观点、思路方法，其研究视野和关注焦点也就截然不同，对于同一对象分别研究和认识了不同的现象和规律，形成了不同的理论，造成了中西医在学术内容上的巨大差异，这是中西医学术不可通约的内在本质。

需要特别注意的是，西医东渐以来，在中国境内的中医和西医，所处的历史时代、经济政治、科学技术条件已逐步趋于相同，有些时代条件、经济政治条件、科学技术条件还被专门用来发展中西医结合研究。但是，这并没能减小和消除中西医在学术上的差异，中西医之间的不可通约性依然如故。其原因很清楚，也是中西医学术差异的内在原因——内化在中西医学术中的中西方思想文化的差异还根深蒂固、坚如磐石。因此，要认清和解决中西医在学术上的差异和不可通约性，必须研究和解决中西医所蕴含的中西方思想文化的差异。

近年来，人们对医学文化的研究日益重视，对于中西医的文化差异也有了一定研究，但总的来说还较一般化，没有抓住重点和要害。重点和要害是什么？是一个基本问题——研究对象。为什么中医和西医分别认识了不同的现象和规律，至今不能通约？其根本原因是中医和西医分别融入和遵循了不同的思想文化，特别是哲学思想和科学思想，其核心分别是中国的元气论与西方的原子论的对立。"最深最重而又必须克服的困难是什么？"答案就在这里。

第五节　中西医结合的文化基因

影响中医和西医学术的思想文化内容很多，不能采用单一因素论，也不能采用多因素平均论，要研究和抓住本质和要害。在影响中医和西医的多种思想文化中，融化在学术的血液和灵魂中，起着决定性作用，造成中西医学术差异，至今仍根深蒂固的，在中医是元气论，在西医是原子论。只要把元气论与原子论的基本特点和差异梳理清楚，把元气论影响中医、原子论影响西医的脉络梳理清楚，把中西医现有学术差异中所蕴含的元气论和原子论的基因梳理清楚，中西医学术之差异也就昭然若揭。因此，比较元气论与原子论，以及比较元气论与原子论对中西医的不同影响，是中西医比较研究的更深一步；研究元气论与原子论如何发展与统一，以及如何从元气论与原子论的发展统一为中西医奠定思想文化基础，是中西医结合研究的更深一步。

在影响中医学术的中国思想文化中，元气论是较深也较直接的。它内化为中医的学术思想和具体的学术内容，形成朴素系统论方法模式。对人的健康与疾病的认识侧重于生命运动、功能过程、功能态及其变化，注重整体的本原性和不可分解性、相互作用关系、过程和关系的协调有序稳定、"结构是过程流的表现"等，考察病变注重的是寒热、虚实、阴阳、表里，防治疾病注重依靠和调动机体的自主调理机制进行整体性功能调理。

在影响西医学术的西方思想文化中，还原论是较深也较直接的。它内化为西医的学术思想和具体的学术内容，形成还原论方法模式。这种思想观点和方法模式把人体理解为是由原子（实体粒子，或其化身器官、组织、细胞、分子等）组合而成的构成物，把人的生命理解为这种构成物的功能过程，对人的健康与疾病的认识侧重于有形的物质实体和微观粒子、整体的构成性和可分解性、人的解剖形态及其病变，注重外来的特异性致病作用、人体结构各层次或单元的器质性病变、可测的物理化学指标的异常，强调疾病的本质在微观，防治疾病注重外来的特异性作用和手段。

"元气论与系统论"与"原子论与还原论"是两种不同甚至截然相反的世界观和方法论，它分别贯彻中医和西医，形成完全不同的两种思想观点和方法模式。对同一研究对象，造成"仁者见之谓之仁，智者见之谓之智"的差异；而在整个研究视野上，造成"仁者见仁不见智，智者见智不见仁"的不可通约性。因此，中西医结合的思想文化研究，不但要理清"仁者"与"智者"的差别，更要前进、上升、飞跃，提高到"圣者"，以高于仁、智的新智慧来容纳仁、智。在现有条件下，具有这种新水平的更高的思想文化，在哲学上是唯物辩证法，在科学上是系统论。

在现有中西医结合研究中，存在重技术轻科学、重学术轻思想的倾向，对于元气论与原子论、系统论与还原论的重要性认识不足，有些研究虽有所涉猎但很不深入，远远达不到所需的程度。要想把中西医结合研究推进到新阶段，就要发展这方面的研究，要想实现中西医的真正统一，这方面的研究就要达到相应的水平。

第八章

中医药传承人才是文化自信的新生力量

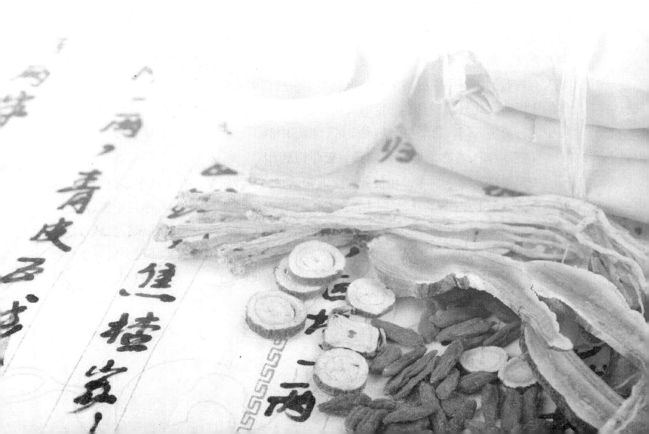

第一节　中医学子的文化自信

一、提高中医学子自信的前提

中医学子对中医的热爱、坚持，激励他们不断钻研中医。中医学子提高信心需要具备以下几个条件。

（一）学中医先要承认中医是有疗效的

中医学子要承认中医是我们国家的一个特殊的医学体系，要承认它在面向社会、为人民服务当中能起到重要的作用，是有着重要的意义的。现在很多年轻的学生都是带着怀疑或将信将疑的态度在学习中医，这就决定了他们在学习的过程中不容易专心、细心和努力钻研。专业思想难以牢固，可想而知，即使一个人能学成毕业，面对当前社会上的形形色色的诱惑，也是很容易转行的。如果亲眼见证中医在人民群众中的疗效，学习中医，并把中医作为一项事业和使命来延续，就不存在什么疑惑和将信将疑的问题。所以信念问题是思想基础。

（二）学医者要有深厚的文化基础

中医学根植于传统文化，本身就属于中国传统文化、科技、艺术范畴，没有传统文化这一基础，对学习内容的理解和运用就会"大打折扣"，就不易搞懂中医理论的内在含义。知晓这些传统文化，懂得古汉语中的词义，对研读中医典籍和中医的理论是大有裨益的，对中医的诸多理论也就多了一些理解和感悟。因此，学习中医应有深厚的中医药文化底蕴，具有一定的文化底蕴就会比那些没有传统文化基础的人更易学习中医，更易入门，自然也会热爱中医、相信中医了。

（三）学医者必须要加强实践，要学以致用

中医学理论源于临床，在很大程度上它是一门实践医学，在实践中亲眼看到中医临床疗效，亲手把病人治好，对中医的信心自然就会产生。为此，在学习中医过程中，必须狠抓临床基本功训练，培养动手能力，早临床、多临床、反复临床。实践可以加深对理论的理解和认识，在实践中就可以感悟到理论的实用价值，通过实践可以反馈到理论，得到很多启发，同时也可以得到一些新的见解。

二、中医学子治学之道

"学当求径""学精于勤""学忌门派""学要专攻""学以致用"是中医学子治学的基本路径。

（一）"学当求径"

学无捷径、无取巧之门径。学习中医有两个门径。一种是从源到流。以四部古典著作奠基，要系统学习，然后再下溯历代医著。这种方法能为中医学子打下较好的理论根基，弄清水源木本，有很充足的"后劲"。在初学阶段，学医者会感到枯燥、茫然，难以领悟其中奥义，尤其在苦背《黄帝内经》等典籍时，但如能把一些主要篇章条目背熟，到临床后则能受到触悟和得益。另一种是从流到源。就是把后世浅近又实用的读物，如《汤头歌诀》《药性赋》《医学三字经》等加以背诵记忆，同时阅读《温热经纬》《温病条辨》《医宗金鉴》《医学心悟》《医方集解》等书，进入临床时还要选读 2 ~ 3 家医案。这种培养途径，容易与临床接近，但理论方面要进一步深化，才能加深功底，否则缺乏后劲。

（二）"学精于勤"

勤学有五诀。一是精读。应以奠定基础、切合实用之书为读本，以少而精为原则，要带着疑问读，循着中医学理论体系读，有序地抓住主要内容，逐项理解巩固，如阴阳五行、脏腑经络、病机、辨证论治、治则、方药。二是勤记。摘要（卡片）、电脑辅助节录，写读书心得体会，专题综述多家独特的学术见解，并予评析。三是深思。要深思、明辨，敢于质疑。四是熟背。要有像背外语单词那样的劲头。背是为了用，不要片面只为死记硬背。该背的就要背诵，要在背诵的基础上理解，在理解的基础上背诵。五是多问。要问道于师，珍惜现在学习的好条件。

（三）"学忌门派"

中医学术源远流长，既有伤寒、温病不同学派，又有经方、时方之争，金元四大家流派及众多的学术观点，其间有源与流的发展关系，应兼收并蓄，扩大自己的知识面，提高自己的能力，医生应该做到圆机活法，切忌以偏概全。当前，中西医学两种不同医学体系不断碰撞，已上升为当今时代我国医学界的主要矛盾。从中西医汇通学派起，到今天的开办中西医结合专业高等教育，从中医院校中西医课程所占课时比例与西医院校中医课程所占课时比例比较，说明中医并没有因为强调保存国粹，而拒不接受相关西医学科知识。在"西为中用"这一思想认识的基础上，既要看到中医自身的特色和优势，如整体恒动观、辨证论治，又要引进有关微观辨病诊断知识及某些实用技能，这是有利于发展中医学术的。

（四）"学要专攻"

中医学生是中医事业的继承者，为此必须加强专业思想的自觉性，乐业、敬业，努力把中医学生培养成一个高级中医药人才。当前的中医高等教育改革还处在实践探索阶段，人才知识结构的设计还不够成熟，如何优化课程组合也是仁者见仁，智者见智。从总体上说，扩大学生知识面，应用多学科知识研究发展中医是必要的。从具体措施而言，又必须理解学好中医专业主干课是首要的重点，要狠抓中医基本理论、基本知识、基本技能相关课程的学习，因为社会需要的是能应用中医技能解决病痛的人才。同时，中医学生应掌握西医实用性知识和技能。

（五）"学以致用"

中医重视临床实践。但是目前，中医教育的临床实践却很薄弱。中医教育实际是适应患者需求的职业性教育。如果能把传统的师徒传授有计划地纳入现代中医高等教育范畴之中，那么就可弥补当前教学安排中的薄弱环节。为此，中医学生在地毕业实习阶段，必须认真随师实践，增长自身的实践知识，为今后的独立临床医疗增强信心和能力。

三、中医药专业学生培育文化自觉与文化自信的有效路径

（一）以专业学习为基础，拓宽中医药文化认知途径

在中医药文化自信的培育中，专业学习最为重要。专业课是普及中医药文化的基础课，蕴含着中医药的丰富内涵与智慧。以解剖课为例，一方面，解剖课程可挖掘传统中医知识和历史文化。三千年前甲骨文象形文字"儿"为小儿头颅未合之型，"蛊"为肚子里有寄生虫的意象。战国时期，"解剖"一词出现，《黄帝内经》记载："若夫八尺之士，皮肉在此，外可度量切循而得之，其死可解剖而视之。"汉代《后汉书·华佗传》记载："若疾发结于内，针药所不能及者，乃令先以酒服麻沸散，既醉无所觉，因刳破腹背，抽割积聚。若在肠胃，则断截湔洗，除去疾秽，既而缝合，傅以神膏。"汉以后"以孝治天下"，《孝经·开宗明义章》云"身体发肤，受之父母，不敢毁伤，孝之始也"，人体解剖发展难度非常大。明清时期的《医林改错》曰："治病不明脏腑，何异盲子夜行。"另一方面，中医与现代医学相融合，加入现代医学体系，掌握丰富的人体基本知识。

在专业课程结构方面，中医药院校可以丰富课程门类，通过设置专业必修课、选修课等中医药文化类普及课程，宣传中医药文化，为中医药专业学生认知评价中医药文化打开一扇窗户。同时，中医药院校还可以在课程思政的大背景下，与思想政治理论课、社会学、管理学等学科合作开设医学与人文交叉课程，通过鲜明的课程特色吸

引学生关注课程、参与互动，激发中医药专业学生对中医药思维、中医药智慧的认识与探索的积极性。例如，山东中医药大学开设的中国医学史、人文与医学、社会医学、中医药与中华传统文化、医学伦理学等充满人文情怀的课程，深受中医药专业学生欢迎，可以增强中医院学生对中医药文化的认同。

坚定中医药专业学生的文化自信，教师是关键。中医药院校的教师不仅是技术的传授者，还是文化的传承者，应当肩负起文化传承的使命，只有教师本身具有坚定的文化自信，才能教出信任中医药文化的学生。人文教育是提升学生文化自信的源泉。教师教授知识不能仅停留于技术层面的传道授业解惑，而应在技术传授的基础上，引导学生从人文层面领会中医药真正的价值。教师可通过讲授神农尝百草、晏子妙用精神疗法、第一位女医学家鲍姑、神医华佗、虚心求学的药王孙思邈等医学故事，传播中医药价值观，也可借助地理优势如山东济南为扁鹊故里、河南邓州为医圣张仲景故里、甘肃庆阳为为岐伯故里、陕西铜川为药王孙思邈故里、湖北蕲春为李时珍故里等，引导学生培养对中医药文化的兴趣。教师不仅要运用书本去宣传中医药文化，还要通过有形的物引导学生去体验中医药文化，感受中医药文化的魅力。

（二）充分发挥中医药文化资源的教育价值

学子认知中医药文化主要依靠专业学习，但不能局限于专业学习。应当充分利用各类资源，与专业教育相配合，对中医药专业学生进行多层面、多角度的文化教育。在文化教育中突出人文因素，引导学生关注中医药历史和现实发展，关注中医药文化内涵与核心价值。

首先，引导学生在中医药文化的历史传承中感受中医药魅力。中医药学有着悠久的发展历史。"三皇五帝"时期"神农尝百草""药食同源"，运用砭石、骨针治疗疼痛；春秋战国时期提出"望、闻、问、切"四诊法；秦汉时期提出"治未病"；东汉时期张仲景提出外感热病的诊治方法；唐代孙思邈著《千金翼方》，提出"大医精诚"；宋代专设太医局、校正医书局；明代李时珍著《本草纲目》；清代王清任著《医林改错》，改正解剖知识。到了近代，中医药在夹缝中求生存，不仅丢失了大量中医书籍，也使得相当数量中医典籍流失海外。中华人民共和国成立后，中医司设立，颁布《中医师暂行条例》，举办中医进修班。进入21世纪，《中医药发展战略规划纲要（2016—2030年）》《关于促进中医药传承创新发展的意见》发布，将发展中医药上升为国家战略。通过了解中医药发展历史加强对中医药文化的认知，即从知道到懂得和热爱、从热爱到弘扬，提高学生对中医的认知度。

其次，引导学生在中医药的当代发展和贡献中感受文化的力量。中华人民共和国成立初期，中医药在预防、治疗血吸虫病、鼠疫、霍乱、回归热、黑热病、斑疹伤寒、丝虫病、疟疾、麻风病等方面发挥了关键作用。改革开放以来，中医药在

2003年抗击"非典"、"5·12"汶川大地震震后防疫、2013年抗击H7N9禽流感等方面发挥了重要作用。2015年屠呦呦团队获得诺贝尔奖,屠呦呦团队参考了在东晋葛洪《肘后备急方》中对青蒿截疟的记载,提取青蒿素治疗疟疾。2020年初,新型冠状病毒肺炎疫情在全球蔓延,中医药在预防、治疗、恢复等方面给出了专业意见,清肺排毒汤、化湿败毒方、宣肺败毒方、金花清感颗粒、连花清瘟胶囊、血必净注射液是众多院士专家推荐的"三药三方",意大利、塞尔维亚、伊拉克等国家都向中国寻求治疗新冠肺炎的经验,中医药参与全球抗"疫"。将这些鲜活的素材运用到教学中,有助于培养学生的文化自信心和自豪感。

最后,注重中医药文化的内涵教育。十九大报告指出,要"实现高等教育内涵式发展"。中医药文化的核心价值是"中和"。中医药类院校学生教育要充分展现中医药文化特色,结合中医药特色、地域文化特色建设中医院校的专题文化。例如,山东中医药大学组建扁鹊班,以拔尖中医临床人才为核心,以培养"当代的扁鹊"为目标,打造中医专业综合改革的特区和创建新时期中医药学术发展的"稷下学宫"。"以文化人"活动的开展能够加深学生对中医药文化核心价值的认知。

(三)通过开展校园文化活动,培育学生的文化认同感和归属感

学校既是中医药专业学生学习成长的地方,也是他们的精神家园。以弘扬中医药文化为主题的校园文化活动可以让大学生在具体的文化场景中感受文化力量。开展校园文化活动也可以是多种多样的。例如,开展游园识药、中药知识讲堂、标本馆参观学习、中药炮制视频学习等线下文化活动,也可以通过学习强国软件一天推荐一种药材,通过微信等平台增强校园文化活动的线上交流。中医药文化具有广泛传播的内在潜质,当前在国内大环境提倡下,中医药事业迎来新的发展机遇,中医药专业学生的文化自信、文化自豪感将会得到前所未有的提高。文化是一种精神力量,个体人文素养的培育需要文化的教化。中医药院校可以通过在校园及教室内张贴中医药文化相关标语,组织各类校园文化活动,把文化植入学生会社团活动之中,让师生在工作、学习、娱乐、休息时都可以接受校园文化的熏陶,营造良好的校园文化环境,将中医药文化知识融入生活,繁荣发展校园中医药文化,展现大学生青春洋溢的精神面貌,促进中医药专业学生坚守自身的职业理想和文化信仰,培养中医药专业学生对中医药积极的文化情感和坚定的文化意志,营造良好的校风。

(四)通过组织中医药文化传播和普及活动,增强大学生文化传承的自觉

学生有了认知和认同,下一步就是做好中医药文化的传播。可以给学生单独开辟传播的载体,如开设一个门户网站,让学生成为传播的主体,定期宣讲;如印发宣传手册,在大众面前做宣讲工作等。还可以让学生亲身参与"三下乡"实践活动,如山

东中医药大学本草社开展的校园植物认知大赛、本草校园行、标本制作大赛、登山采药、校园百草 DIY 设计大赛等活动。西安外事学院的医学老师手绘草药，每种草药还配了诗歌。宣传和弘扬中草药文化，把中药画成漫画，总之以调动学生的积极性为目的，并不拘泥于某种形式。中医药院校还可以组织有特色的"文化走出去"传播传承实践活动，鼓励学生积极参与服务社会、传播文化的活动，促进中医药文化走进大众，让学生在科学普及中医药文化中增强自信，提升文化的自豪感。

第二节 中医院校的文化使命

一、中医院校应承担的文化使命

高等教育的职能之一就是文化传承创新功能。党的十七届六中全会以来，更是把建设社会主义文化强国作为重大战略目标郑重提出。这是党和国家对高等教育提出的新希望和新要求。

文化是民族的血脉，是人民的精神家园；教育是民族振兴的基石，是社会进步的根本。"观乎人文，以化成天下"，文化既是"人化"，亦是"化人"，中国先贤的文化概念生来就带有教育色彩，高等教育更是优秀文化传承的重要载体和思想文化创新的重要源泉，高等中医院校在文化传承创新中具有独特的优势。几千年来，中医在发展中融入了中华民族优秀传统文化的血脉，成为中华传统文化不可分割的一个重要组成部分。中医药文化是中国优秀传统文化的代表，凝聚着中华民族深邃的哲学思想、高尚的道德情操和卓越的文明智慧，体现着中华优秀传统文化的核心价值理念与原创思维方式，反映着中国传统科学文化和人文文化、科学精神和人文精神。中医药文化既是传承传播中华优秀传统文化的重要载体，也是提升中华文化软实力的重要力量。高等中医院校既承担着高素质中医药人才培养、科技创新的重任，又肩负着中医药文化传承与传播的特殊使命，理应成为传承与创新中华优秀传统文化的重要阵地，成为促进民族文化繁荣发展的主力军。在推动社会主义文化大发展、大繁荣的事业中，高等中医院校责任重大、使命神圣。

二、中医药人才的不足之处

中华人民共和国成立以来，在党和政府的支持下，中医教育实现了从传统师承教育向现代院校教育的转型，为我国中医药文化传承与创新和医药卫生事业输送了大批合格的中医药人才，这些人才成为中国特色卫生保健体系中的重要力量、中医药产业的支撑力量、中医药文化国际推广与传播的中坚力量，承担着中医药文化继承与创新的历史重任。现代中医教育模式的确立是一次历史性跨越，现代高等中医教育在中医药人才培养、学术创新、社会服务、文化传承等方面发挥了积极的作用，现代中医教育的成绩应得到充分肯定。

同时也应看到，随着社会经济的发展和医疗卫生事业的进步，高等中医人才培养存在的问题日益凸显。中国现代高等中医教育是一次从无到有的尝试与转型，没有前人的经验可以参照，在转型的过程中借鉴了较为成熟的现代高等医学教育体系，忽视了中医学自身的特点与人才成长规律，中医自身文化传统、思维方式、传承方式不可避免地被冲淡，现代中医教育模式与传统中医人才成长规律之间的矛盾难以避免。总体上看，现有的教育模式下培养出来的中医人才存在两大不足，一是中医药文化底蕴不足；二是中医临床思维能力不强，而中医临床思维能力不强又与中医药文化底蕴不足有关。

三、中医药文化教育对中医人才培养的特殊意义

中医学既有自然科学属性，又有人文社会科学属性，"夫道者，上知天文，下知地理，中知人事"，要求为医者同时具备自然科学与人文社会科学的知识结构。"医乃仁术""大医精诚"的中医学本质特征要求中医不仅要具备高超的临床技术，还要具备高尚的职业道德修养。尽管现代中医教育所处的社会文化环境与古代有很大的不同，中医药文化教育的意义也不同，但是中医药文化教育对现代中医人才的培养至少具有以下几方面的价值。

第一，利用中医药文化进行爱国主义教育，可以增强中医学子的民族自豪感和发展中医的信念。中医药文化教育可以让学生了解灿烂辉煌的中华文明与博大精深的中医药文化，从而激发他们的爱国热情和民族自豪感，使他们认识到自己肩负传承文明、振兴中华的崇高使命，让他们把个人的前途与祖国的命运紧密联系在一起，从而更加坚定信心，弘扬祖国优秀传统文化，继承与创新中医药，为人类健康事业做出自己应有的贡献。

第二，运用中医药文化的"仁术"思想，培养学生高尚的职业道德。在中国传统文化的浸润下，中医药文化表现出浓厚的伦理特征和道德追求，"医乃仁术"便是其最高概括。"医乃仁术"所体现的以德为崇的医学伦理规范、以德为医的高尚道德境界、以技为精的职业技能要求、以诚为美的医学道德风尚，不仅具有重要的历史价值，而且对提高当代学生医学道德素养、培养具有高超的医术又具备高尚医德的高素质中医人才具有重要的现实意义。

第三，借用中医药文化独特的思维方式，帮助学生树立稳固的专业思想。当代学

生从小接受现代科学文化教育，传统文化的教育略显不足。知识结构的反差与思维方式的冲突体现在学生学习中医理论的过程中，容易导致学生对所学专业的信心不足，专业思想容易发生动摇。因此，专业思想教育成为学生教育的一项重要内容。中医药文化教育能够帮助学生正确理解中医科学属性与基本观念，把握中西医学在思维方式方面的不同，从而坚定其学习中医的信念与信心，为其后期专业课程学习打下坚实的思想基础。

第三节　中医药文化融入人才培养全过程
——以南京中医药大学为例

一、将中医人文精神融入大学生血脉中

中医药文化中蕴含着丰富的教育思想，这种宝贵的教育资源应当赋予其深刻的育人内涵。南京中医药大学在设计组织教育过程中，根据大学生的特点和中医药人才成长规律及其特殊要求，从培育中医人文精神入手，着力解决学生学习成才的动力问题、非智力因素问题、文化素质在大学生综合素质生成和发展中的地位问题，以此带动学风建设水平的整体提升。学校以"三仁"（仁德、仁术、仁人）教育理念为引领，初步构建和不断完善了"三横三纵"文化素质教育模式，三大工程（杏林修身工程、农民健康百村工程、文化育人工程）形成三个横断面，三种教育形式（教育、自我教育、实践活动）纵向贯穿其中，交叉形成的九个关节点就是文化素质教育的九种基本形式。

一是在教育过程中，倡导大医精诚、德育为先。要成为一名苍生大医，要有高尚的医德，要有博爱的人文情怀，要有发自内心的对生命的敬畏和尊重。学校始终把对学生的道德品质教育、医德医风教育放在人才培养的首位。学校建立了国家级"精诚计划——中医药人才培养模式实验区"，对学生的教育活动载体进行整体设计，内容包括品德、知识、能力、素质结构，以及课程体系改革，并颁布了《中小学德育工作实施纲要》，分低、中、高年级三个阶段提出相对固定的德育内容和任务。2011年，学校又制定了大学生思想教育与日常管理模块化体系。

二是在自我教育中，倡导以仁存心、修身自律。1997年，学校启动实施大学生杏林修身工程，组织撰写了《杏林学子修身铭》，通过100句琅琅上口的铭文，进行中国优秀传统文化和中医药文化教育。《杏林风范》一书记载了108位江苏省名中医、名中西医结合专家、学习学校名师的为人、治学、行医之道，成为对中医学生进行医

德、医风和学习态度和方法教育的蓝本，2011年的"双学双树"活动中，学校拍摄了《医者仁心——孟景春》电视宣传片。成立大学生杏林修身协会，发布《大学生杏林修身宣言》，开展五大类修身活动，帮助学生制订一份从进校到毕业的成才计划——《万事须己运，青春当早为——杏林修身成才计划指南》，教育引导学生按照"成人、成才、成家"的递进性目标，有计划、分阶段、分层次地实施修身这一"终身自我教育发展工程"。

三是在实践活动中，倡导德术并举、奉献社会。"济世活人"是医者的最高道德境界，服务人民健康卫生事业是中医学生实现人生价值的职业理想和基本途径。学校高度重视实践育人，让学生在服务群众中确立人生境界，在专业实践中感悟中医魅力，在社会实践中锤炼意志品格，积极打造志愿服务品牌，构建富有中医药特色的志愿服务立体化平台。其中，"农民健康百村工程"自2007年7月启动至今，坚持扎根农村基层、服务农民健康，已在江苏泗阳、安徽、河北、河南、贵州等地开展了33站大型医疗服务活动，先后有近4 000名专家及国内外青年志愿者参加，直接服务农民群众近10万人，培训基层医护人员2 350余名，建设基层医疗合作单位18家，捐赠药品、物资总计近百万元，曾连续两年当选全国学雷锋志愿服务"四个100"先进典型、"最佳志愿服务项目"并获得江苏慈善奖。

二、人文课程强化人文精神

为充分挖掘中医药文化优质教育资源，切实把"三仁"教育理念贯彻到教育行为中，一方面，学校加强中医经典课程建设，另一方面，将中医专业核心课程模块向外扩张，并与人文课程交叉渗透，着力打造了人文课程体系四大模块，即公共人文素质课程模块、医学人文课程模块、中医药文化课程模块与思想政治理论课程模块。

一是公共人文素质课程模块。为了加强学生文化艺术教育，该校2000年就成立了文化艺术教研室。根据教育部要求，于2008年秋季开了教育部规定的8门公共艺术选修课程。除教育部规定的8门限选课外，学校还开设了体现学校文化特点的中国传统音乐、诗词欣赏、中国传统文化概论、中国古代哲学等20多门有关中国传统文化的课程。这些课程不仅满足了学生接受多元文化艺术教育需求，而且对提高中医药学生传统文化素养和艺术鉴赏力也具有重要意义。在2009年全省公共艺术课程考核中，该校公共艺术教育以其突出的中医药文化特色得到专家评委的高度评价，并以"优秀"等级通过考核。

二是医学人文课程课程模块。由中国自然辩证法研究会医学哲学专业委员会和《医学与哲学》杂志社联合发起的《关于加强高等医学院校人文社会医学教学与学科建设的建议》提出了医学院校本科生必修的医学人文核心课程，包括医学哲学等7门课程，这一建议得到许多医学院校的重视和响应。该校根据自身实际，在充分调研与专家论证的基础上构建了医学人文课程模块，包括医学伦理学、卫生法学、医学心理学、医学哲学、医学社会学、医患沟通学等7门课程，并规定医科专业大学生必须从中选满9个学分的课程。

三是中医药文化课程模块。中医药文化课程模块是体现中医人文教育特点的课程群。其中包括中医古文、中医方法论、中国医学史、中医药文化学、中医药文化导读、中国哲学与中医等必修及选修课程。

四是思想政治理论课程模块。高等中医院校思想政治理论课如何结合学校文化特色和学生专业特点开展教学，以提高课程教学的针对性与实效性，一直是教师努力探索与实践的一个课题。众所周知，中国传统文化与中医药文化中不仅蕴含着丰富的人生哲理、道德修养，还蕴藏着丰富的思想政治教育资源。该校充分利用学校中医药文化这一特色教育资源，将思想政治理论教学与中医药文化教育有机结合起来，形成了具有中医院校特色的思想政治理论教学新模式。这一教学新模式不仅有益于教师增强思想政治理论课程内容体系的认同感与吸引力，也有益于结合大学生的专业实际，在提高大学生思想政治素质的同时，有助于提升大学生的专业信心与人文精神。在2010年全省思想政治理论课程教学考核中，该校思想政治理论课因凸显中医药文化特色而获得了宝贵的优秀等级。2012年，该校申报的"思想政治理论课与人文素质教育融通教学模式的构建"入选省高校首批思想政治教学示范点建设项目。

在医学专业课程中融入人文教育，将医学知识和技能教育与人文精神培育有机结合起来，把"授业"与"传道""解惑"统一起来，能够有效地提升学生的专业人文素养与人文精神。

首先，在专业课程中渗透人文教育，可以在不增加学生负担的前提下拓展人文教育的空间，从而克服学生专业学习过重负担与人文素质提高的要求之间的矛盾。这样既可以保证专业课教学不受到冲击，又可以让人文教育落到实处。其次，在医学专业课中融入人文教育内涵，不仅能够使枯燥的医学知识鲜活起来，有利于学生学习与接受专业知识，还能够促进学生专业人文素养的提高和医学人文精神的培育。实际上，医学是人学，医学的每门课程中均蕴含着丰富的人文内涵，关键看教师是否会去挖掘。例如，在中医基础理论课程教学中，教师在讲授中医基本理论、基本知识和基本思维方法的同时，可以启发学生从中国传统文化与哲学的角度认识中医学的本质、特色与优势，认清中西医学在文化本质与思维方式上的异质性，从而坚定学生对所学专业的信心。在临床各门课程中，均包含着丰富的人文教育内涵，将"医乃仁术""大医精诚"的中医人文精神融入临床课程教学中，能够取得医德与医术的教育双丰收。

为此，在师资培养中，该校非常重视专业教师，特别是青年教师的人文素质培养，在青年教师岗前培训中，坚持将中医药文化教育列入师资培训计划中。

三、提升中医大学生的中医药文化自觉与文化自信

高校以育人为中心，把中医药文化研究成果及时转化为教育资源，着力提升中医学生的中医药文化自觉与文化自信。一是开设中医药文化课程，编写中医药文化教材。2005 年起，该校先后开设了中医药文化学、中医方法论、中国哲学与中医、中医药文化导读等课程，主编出版了《中医药文化基础》《中医药文化导读》等教材。二是开展了中医药文化系列讲座。邀请国内著名的哲学、文学、史学、中医药文化专家为全校开展中国优秀传统文化及中医药文化讲座数十场，成为校园文化一道亮丽的风景线。三是指导中医学生开展课外人文实践活动。指导大学生就中医相关的人文社会科学问题开展调研活动，指导大学生的论文《中医药文化核心价值的社会认同研究 —— 基于 31 省（市）、港澳台及海外地区的调查》《中医现代化中的文化自觉》分别获得全国大学生挑战杯课外优秀作品一等奖和三等奖。四是开展中医经典诵读，培育学生经典情怀。由于时代原因，经典著作一般较为晦涩难懂，学生学习的兴趣不高。为提高学生的学习兴趣，教师结合普通话推广活动，以学生喜闻乐见的舞台剧等形式，开展中医经典诵读活动，营造了良好的诵读经典、重视经典的校园文化氛围。

第九章

区分中医药的科学与人文
文化是文化自信的助力

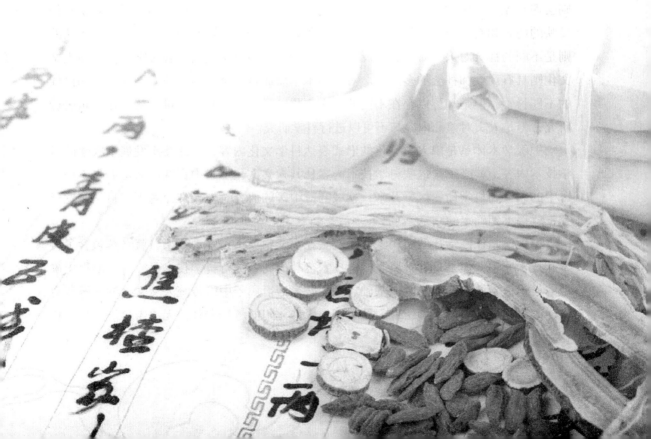

第一节　中医科学文化与人文文化的关系

一、区分中医科学文化与人文文化的意义

对中医学展开文化研究是必要的，不论是在学术上还是对中医各方面的现实工作都具有广泛而深刻的意义。目前，有一些人错误地把中医药文化说成是中医科学，这是不可取的。必须明白一点，科学是文化，但文化不都是科学。因此，对中医学的文化研究不能停留在表面，而应该深入问题的深层实质进行研究。

1959年，英国著名学者查尔斯·珀西·斯诺（Charles Percy Snow）在剑桥大学做了题为《两种文化与科学革命》的一次演讲。在这次讲演中，他提出了科学文化与人文文化的分离与对抗问题。当中医学者进行文化研究时，也应该进行科学文化和人文文化的区分。

对中医药文化进行研究确实需要区分科学与人文两种不同的文化，中医学是科学文化与人文文化的混合体，以人文形式表达科学内容，正因为如此，才使得人文知识型的"秀才"和"良相"在不做官时从医少有障碍，如果以这种知识基础学习西医学则会遇到无法克服的困难。但是科学文化与人文文化具有根本性质的不同；对于它们反映的内容和对象而言，科学文化反映的是客观统一的自然对象，而人文文化反映的则是不同的社会对象；对于它们反映的形式而言，科学文化具有客观唯一性，而人文文化则具有民族和社会的多元性。对于学术本质而言，世界不应该有不同国家和民族的不同科学，但是却可以存在不同的人文文化。科学对象和内容可以从文化视角进行研究，但是人文对象和内容却不可以进行科学研究。

中医学术体系是以人文文化的形式表达科学文化内容，因此要想发展中医学的科学技术内容，就必须把这些科学技术内容从其人文文化形式中提取出来。如果不把中医中的人文和科学命题区分开来，就展开对中医的研究，把人文命题当成科学命题研究，就得不到确定的结论。

中医学是保健治疗的实用学问，既然在实践中获得了客观效果，就必然包含了科学和技术原理，但是只有对属于科学技术范畴的内容进行科学技术研究，才能得出确定的科学技术结论。而中医药基础理论命题，恰恰属于中国传统人文文化的命题，对这样的命题进行科学技术研究，除了给出牵强比附的解释之外，无法得出能经得起检

验和推敲的结论。

为了使中医学的科学技术内容获得发展和提高，避免劳民伤财的科学研究和科研成果，区分中医学的人文文化和科学文化就是首要的前提，不明确这一点，中医学的科学研究就无从谈起。

二、中医学科属性

从中医学术体系的整体性来看，科学成分与人文内容纠缠在一起，可以说中医学具有双重属性。在科学发展的初期，由于对自然的认识较为肤浅和粗糙，任何民族的知识也大都是科学和人文甚至宗教内容混杂在一起的，这有其历史必然性，但是这不等于说其具有永恒的合理性。中医学具有人文与科学的双重属性只是历史性现象，像其他知识一样，随着科学认识的扩大和深入，不同性质的知识内容也必然会明确区分开来，归于不同范畴去研究。没有区分开是因为发展不充分，而不是应该永远如此。

中医学的人文属性与科学属性只是历史造成的耦合关系，并不是本质上牢不可破的契合关系。中医学的人文内容和科学内容联系在一起只是暂时的形式，而从本质上以人文形式反映科学内容是存在深刻矛盾的。这种矛盾在中医学体系的各个方面都能反映出来。比如，在病因学领域，中医学根据"三才"的人文哲学原则，归纳为"三因"，而真正的致病因素是十分客观而具体的，也是极其复杂多样的。由于"三因"不能区分不同具体病因之间的差别，所以晋代葛洪《肘后备急方》和隋代巢元方《诸病源候论》中所描述的许多可实证的物质病因尽管堪称世界性的科学发现，但是因为人文知识无法对其加以解释而不得已被后世中医病因学舍弃，在今天的中医病因学里几乎连痕迹都没有留下。在诊断学中，骨伤科的粘膝征，是髋关节后脱位的特异性指标，也属于世界性的科学发现，但是因为中医学的人文理论无法解释这一体征形成的原因和原理，所以在今天的中医诊断学中其没有占据任何位置。在生理病理方面，因为阴阳五行的人文哲理不能说明不同器官的具体功能作用，才会产生有病无证、无经络和五行归属，以及诊治可有可无的奇恒之腑概念。至于现代的生命科学及其医药学成果，更是中医的人文理论所无法吸收整合的。

以上都说明人文理论形式与科学内容存在本质上的不相容性，科学技术进步的内容越丰富、越具体、越客观，与这种人文形式的矛盾就越激烈，两者不相容性也越突出，以至为了维持这种人文形式，凡对这种形式有所冲击的科学内容一概予以排斥，不论这种科学内容是内部的还是外来的。比如，中医学内的王清任通过解剖生理学发现，李时珍、赵学敏的植物学发现及吴有性的传染病发现等，都不能吸收到这种人文体系，只能游离在这一体系之外。至于外来的科学内容，不论是物理学、化学还是生物学，人文体系更无法吸收整合，所以直到现在中医学也难以有效吸收现代科学技术成就，以提高自身理论和实践水平。本来像艾滋病、禽流感、非典型性肺炎等是中医学以往没有接触过的，对这种新的疾病理应得出新的病因病理学认识，但是中医学却对这些新的疾病给出了完全传统的结论，这些新疾病的特殊科学内容完全被中医传统人文形式掩盖了。

这些都说明，科学内容需要科学形式才能给予清晰的表达，中医学的人文形式和科学内容之间存在不相容的矛盾，其人文形式已经长期阻碍并限制了其科学内容的发展进步。以人文形式表达科学内容，势必会产生对科学内容的歪曲和排斥。

三、中西医汇通与中体西用

中西医汇通和今天的中西医结合，其所秉承的都是"中体西用"思想，而中西医的关系不是体用关系，而是各有体用，以体用思想不能实现中西医通约。这里有两个问题需要明确。

其一，中西医不可通约的实质是什么。中西医不可通约的实质是理论形式问题，而不是科学内容问题。在中西医汇通结合研究中存在一个根本错误，就是总想试图利用先进的科学技术揭示阴阳五行、脏腑经络、气血精津液、病因病机、治法治则、性味归经等实证内涵。因为这些概念原理不是科学文化命题，没有实证的物质内涵，所以用什么先进的手段都没有意义。因为中西医理论不属于同一范畴，可通约的只能是中西医的科学内容。只要揭示出了中医经验事实的实质和规律，就为这些事实重新赋予了科学的表达形式，与现代医学通约就是水到渠成的事。

其二，应该怎样研究中医学的不同内容。中医学以人文文化形式表达科学文化内容，对中医学的不同文化内容应该进行不同的研究，不可以混淆不同文化的界限。对中医有效的经验事实展开充分的科学研究，就一定能得出科学结论，使中医的科学内容摆脱人文文化的表达形式，获得清晰准确的科学文化表达形式。而对于中医学的人文文化，可以进行多方面的非科学文化研究，该得出什么结论就得出什么结论，该有什么意义就是什么意义。因为科学和真理都是对客观事实的表达，只要求反映事实，所以其本质是简单的。

第二节 中医科学文化与人文文化的剥离

一、中医科学属性与人文属性

人文属性是中医的本质属性。事物的本质属性是由其内在特殊的规定性决定的，也与其实际作用联系在一起。中医学是保健治疗的实用学问，是什么因素使其具有这种实际作用呢？答案就是符合生命和疾病规律的科学技术因素。如果中医学中没有符合生命和疾病规律的科学技术因素，它就不再是医学了。而中医学的人文因素只是使中医学对生命和疾病规律的表达更富有风采。对经典医著的无穷注释就因如此，很多注家可以不必考虑生命和疾病的客观存在，仅仅依据文字语言就对医学命题的内涵得出结论。

人文属性是中医学的特色。因为这种人文属性在表达医学问题时，经常会产生对生命和疾病规律，以及对诊断治疗技术本来意义的遮蔽掩盖。客观的科学内容从本质上要求无歧义的科学表达方式，而歧义纷呈的人文方式则无力准确表达客观同一的科学内容。

中医学术体系就理论表达形式而言，确实可以说是人文文化和科学文化的水乳交融。就不同文化学术内容的内在要求而言，不同的文化内容应该有不同的文化表达形式，这样才能使内容和形式相适应，反之，则会由于使用不当的文化形式而产生对相应文化内容的歪曲、失真，中医学形成的人文文化与科学文化交融只是历史现象。随着科学认识的进步，中医学可以获得科学的文化形式，从而使中医学的科学内容得到清晰准确的表达。

因此，必须按其本来面目，以科学的方法研究其科学文化内容，其非科学文化内容可以进行其他文化范畴的研究。

二、中医不同文化成分如何样剥离

首先是区分确认中医学哪些成分属于科学范畴，哪些成分属于人文范畴；然后对不同范畴的内容进行不同的研究。

科学文化范畴必须是普遍客观且可以用经验事实检验的内容，而人文文化范畴则不必具备这一条件。第一，中医学中与经验事实直接相关的概念基本属于科学文化范畴，而与经验事实相关度比较远的概念基本不属于科学文化范畴；第二，中医学的医药实践经验结论基本属于科学文化范畴，而由形容、比喻及普遍哲理演绎得出的结论，则多不属于科学文化范畴。第三，就中医学的具体学术内容分析，中医学的证候结论、针灸的具体疗效、方药的主治概念及其客观效果等，基本属于科学文化范畴，而阴阳五行、气血精津液、脏腑经络、病因病机等基础理论，方剂组成的君臣佐使配伍原则，药物的功能、归经、性味及治法治则等，基本不属于科学文化范畴。

按此区分，因为证候概念、针灸疗效及方药主治概念具有明确的、客观的事实内涵，所以能够对其进行科学研究，也能从中得出预期的客观的结果。

由于自然对象及其规律只有一个，因此科学历史证明，科学发展一定会走向统一，而不会走向分裂，不同国家、民族会有自己不同的人文文化，但是绝不会有不同的科学文化。中医学的科学文化内容，其发展进步的最终目标也一定会汇入统一的科学体系。

第十章

中医"走出去"

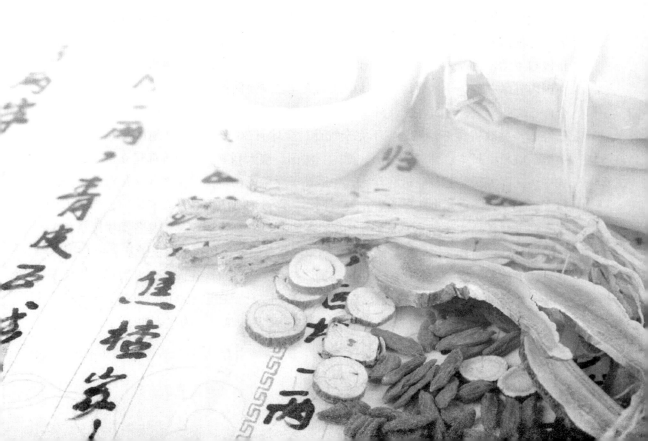

第一节　中医"走出去"的文化屏障

一、中医药文化的传播路径

古代中医对外交流的途径和中国传统文化传播的途径基本一致，主要有四种方式。一是移民传播，由于自然灾害或是为了躲避战乱、压迫等，历史上出现过中国向周边国家和地区移民的现象。无论这些移民是有组织的，还是自发的，客观上都起到了传播中国文化的作用。例如，中医与中国移民几乎同时传入马来西亚，受到当地各种族人民的喜爱和信赖。二是派遣使节和留学生，古代由于政治目的的外交出使他国而发展成为文化交流，这也是文化传播的重要途径。又如唐朝以后，中国医学理论和著作大量外传到高丽、日本、中亚、西亚等地。三是经商贸易，在古代漫长的岁月中，中国对外贸易长期处于世界领先地位，来来往往的商人将大量中国物品带进世界市场，如历史上著名的"丝绸之路"，中医药也是商贸的内容之一。四是宗教传播。例如，公元 7 世纪初期，随着玄奘等去印度取经，进行了包括中药学、针灸学及中医脉学等内容的广泛交流。

现代经济社会的迅速发展，特别是信息技术的日新月异，使得中医药文化对外传播无论是内容上还是途径上也都随之发生重大变化，当今的中医药文化对外传播更为积极与主动。目前，中医药文化对外传播的途径主要有两种。一是直接途径，即通过在国内外举办各类学术研讨会传播中医药文化。二是间接途径，包括公派出访、教育合作、文化交流、经贸往来、外事侨务等工作。就教育合作而言，海外中医学历教育已经起步并获得良好发展。据不完全统计，全球有 30 多个国家和地区开办了数百所中医药院校。日本、韩国、英国、德国、法国、澳大利亚、美国等都建立了政府认可的中医药高等医学院校。近几年来，中医孔子学院的出现又为中医药文化对外传播提供了新的平台。在承办主体上，主要有两类，即政府和人民。在政府层面，当前承担中医药文化传播工作的主要是国家中医药管理局；在人民层面，则是各类中医药相关学术团体。2008 年，国家中医药管理局、中国驻英国使馆和查尔斯王子基金会（中国）在英国共同举办了"时代中国·中医药周"活动，这是首次在海外举办大规模中医药文化宣传活动。2010 年，国家中医药管理局会同文化部在巴黎共同举办的"中医药文化与养生展"，取得了圆满成功。在传播载体方面，以报纸杂志为代表的印刷媒介为主，以广播、电视为代表的电子媒介为辅，以计算机网络为代表的媒体正在崛起。

二、中医药文化传播的障碍

从被"持有怀疑态度"到被认知为"神奇莫测"，从被视为"替代医学"到一些国家也呼吁主动"为中医立法"，中医药在国外经历了不少坎坷。如今，中医药虽然传播到世界 160 多个国家和地区，但仍难以全方位进入国际医药的主流市场，在欧洲一些国家，中医药还缺乏合法地位，中医不能行医，中药不能公开出售，中医药的使用无法进入医疗保险。即使在中医药有合法身份的国家，中医药还是被视为"非主流"，不能与西医药平起平坐。

当前中医药"走出去"的困难主要来自两个方面。

第一，来自国内。一种文化只有先在国内实践中获得良好效果，拿出这样的"样板"或"事实证据"，他国才能信服，进而才能使其心向往之。中医工作者在实际工作中除了笃信中医还必须用好中医，取得良好的诊治效果，才能使中医药文化得到弘扬和发展。另外，还要注意在继承、发展的基础上，不断拓展中医药文化的内涵，如开发与中医药相关的养生文化、饮食文化、旅游文化等，将文化与经济结合，使中医药文化得到更广泛的宣传。

第二，来自国外，即中西方文化差异。任何人在接受一种外来文化时，都会以其对本土文化的理解为基础，而在东方文化孕育下的中医药文化和西方文化并不是很快就能相通、共融的。因此，中医药文化对外传播中一个很大困难就是文化折扣。而中医药文化中所蕴含的中华文明特有的哲学思维和价值观，正是中医永恒魅力之所在。因此，在中医对外传播中必须认真研究跨文化传播的特点和规律，理解国外民众的心理需求、文化需求和精神需求，赢得广大的传播人群，从而使中医民族文化变为世界文化。

第二节 中医药文化国际传播平台的构建

一、中医在世界的传播

目前，中医已传播到 183 个国家和地区。据世界卫生组织统计，目前 103 个会员国认可使用针灸，其中 29 个设立了传统医学的法律法规，18 个将针灸纳入医疗保险体系。

美国已有 5 万余名有执照的针灸师。美国每个州都有中医诊所，洛杉矶、旧金山、纽约等城市，中医诊所数量成百上千。目前，全美国已有 8 000 家中医诊所，仅加州有执照的中医针灸诊所就有 800 多家。目前，全美有 20 多个针灸医疗中心，从事针灸研究和治疗，研究项目有 200 多项，所治疾病主要有冠心病、高血压、糖尿病、关节炎、肥胖症、过敏性疾病、心功能不全等数十种。美国现有规模较大的中医、针灸学校 100 多所。2020 年 1 月，美国 CMS 官方网站正式公布将针灸纳入美国联邦医保。

中医针灸在加拿大已于 2009 年 4 月正式纳入医疗保健体系，中医针灸已经成为民众医疗服务的一部分。

欧洲目前受过培训的中医药人员有 10 万余名。中医药诊疗机构有 1 万多所，大部分以针灸为主，有 30 % ～ 40 % 的诊所兼用中药；中医学校 300 多所。仅荷兰就有 1 600 家中医诊所，中医师 4 000 人，每年前来就诊的荷兰人高达 200 万人。荷兰相当数量的医疗保险公司宣布将针灸治疗纳入医疗保险。这是中医药在荷兰发展的里程碑。中医迅速成为荷兰仅次于西医的主流医学，中医药越来越获得荷兰主流社会的认可。

德国现有中医针灸医师 2 万多名，德国 Kortzting 中医院前来就诊的德国人非常多，预约病号要等半年之久，并且全部费用由保险公司报销。德国有三分之一的西药房销售中药，有 500 多家西医的医院同时设有中医门诊部。

法国约有 2 800 家针灸诊所。

澳大利亚有 3 000 多家中医诊所和近 3 000 家针灸诊所。

英国中医诊所现有 3 000 多家，其中在伦敦就有 1 000 多家。针灸医师 7 000 多名。

瑞士政府从 1999 年开始将中医、中药、针灸的费用纳入国民医疗保险之中。

比利时已把针灸纳入正规医学。

意大利不少医院设有中医门诊部，全国草药店均能见到中草药和中成药。

中医医疗机构遍布全世界 160 多个国家或地区，在日本、朝鲜、新加坡、泰国、菲律宾、印度尼西亚、马来西亚、缅甸、柬埔寨、越南、英国、法国、俄罗斯、奥地利、美国、加拿大、巴西、古巴等国家的部分医院均选择性设有针灸、推拿、中医科室或疼痛门诊，每年为数以千万计的各国患者提供卫生保健服务。而在非洲，中医药发展还处在初级阶段，机构数量较少。

目前，国外的中医院数量还较少，东南亚约有 20 家中医院。近几年，德国、法国也陆续建立 3 所中医医院，均设有病床，并获得了欧盟的认可。

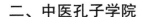

二、中医孔子学院

中医孔子学院正是在这样的大背景下建立起来的，中医孔子学院是以传播中医药文化为宗旨的非营利性公益机构。作为中医药文化推广和传播的重要基地，中医孔子学院的成立是把中医学科与对外汉语教育相结合的一项创举。它以中医药为切入点，在向国外民众介绍中医药知识和中医药文化的同时，向世界展示中华民族的认知方式、价值取向和审美情趣；在推动中西医学文化的交流与融合，以及增强中医药文化的国际竞争力和吸引力的同时，推广中国文化，提升国家软实力。习近平同志在澳大利亚墨尔本皇家墨尔本理工大学中医孔子学院揭牌仪式上的讲话中指出："中医孔子学院把传统和现代中医药科学同汉语教学相融合，必将为澳大利亚民众开启一扇了解中国文化新的窗口。"中医孔子学院不仅开创了孔子学院办学的新模式，也为外国人了解中国文化开拓了视野。

当然，中医孔子学院目前还处于起步阶段，传播中医药文化任重而道远，各方面建设和教学模式有待进一步完善。应先强化中医孔子学院师资队伍建设，完善教学和传播模式，增强中医药文化传播的广度和深度，在课程体系、教材、多样化教学手段和传播内容等方面不断探索改进，把中医药文化的特色挖掘出来、传播出去。

三、中医药文化传播队伍

近年来，随着人民生活水平的提高，大众对身心健康的向往愈加强烈，而中医所倡导的绿色保健、治疗正切合民众需求，令人无限向往。在此背景下，养生节目、中医讲座、保健书籍等中医药文化产品兴起，掀起一股"中医热潮"。

中医药文化科普队伍应该加大建设力度。中医药科普工作者要明确自己的身份和应对方式，适应大众的需求。现代中医不仅应该固守自己的身份，而且要走进大众。既要精辟中肯，又要简明扼要地诠释中医养生保健精髓，这符合全社会和广大民众的愿望，也是每个中医工作者的责任。更为重要的是，医学不是儿戏，而是性命攸关的事业，中医应该由什么样的人来传播，还是需要设置一定的门槛，如此才能保障大众所接受的是正确、科学的中医知识。

第三节　融媒体时代的中医药文化传播

一、建立健全传播机制及监管制度

政府主管部门在中医药文化的传播过程中起到管理和监督的作用，但在管理和监督的过程中，政府主管部门应积极主动地投身媒体活动，占领媒体阵地，将优势把握在自己手中，把"互联网＋政务"作为一种新常态加以推进，充分做好舆论引导工作，引导中医药文化向着科学化、制度化、规范化的方向发展。在这样一个热衷于网络互动的时代，政府在积极和媒体进行交流与合作的时候，不能再去维护自我绝对的话语权，不能再一味地下达命令，应该积极地将"命令"变成"对话"，将受众需求放在首位。

同时，政府主管部门要及时转变自我角色，和受众主动沟通，抓好舆论引导，增强自身的舆论引领能力。随着媒介的多元化发展，在社会生活中已悄然形成了两个舆论场：一是由电视台、官方微博、通讯社等官方平台组成的舆论场；二是以网络平台为支撑的普通民众聚集形成的民间舆论场。两个舆论场之间存在矛盾和冲突，其根本原因是二者之间的对话机制存在问题，没有形成共振。

因此，在这种情况下，政府主管部门应该保持和社会的频繁友好互动，权威和社交的"两位一体"、齐头并进，多方传播主体共同合力，使中医药文化在官方媒体和新媒体中有序传播并相互影响。例如，主流媒体主动进行议程设置，释放话题信号，经过新媒体平台的发酵，最终形成意见交换，主流媒体在此基础上，总结分析舆论动态，最后发布消息，形成官方和民间舆论的交融。在此期间，主流媒体注重线上舆论的同时，也要及时解决线下发生的问题，线上线下结合，形成良性互动。另外，政府主管部门也要在《中华人民共和国中医药法》的指导下，制定出规范中医药文化传播的法律法规，使中医药文化的传播秩序和发展趋势呈正常状态，并且要经常开展新媒体平台监察整肃活动，对各种信息污染行为严加惩处，加强对中医药文化知识产权的保护，建立合理的知识产权保护机制。

二、促进中医药文化传播者的专业化建设

中医药文化传播者一般都是中医信息资源占比丰富和有权威发布的人，因此行业专家应主动承担起传播者的角色。中医行业各级主管部门、中医院校、医疗机构、社

会学者、专家等应是中医药文化传播的主力军，但是部分中医爱好者由于自身知识水平没有达到一定的高度，对中医药文化缺乏系统的认知和了解，他们创作的与中医药文化相关的作品难登中医药文化传播的"大雅之堂"。当前，中医药文化专业传播者依然处于"半缺位"状态，加强中医药文化传播者的专业队伍建设，是弘扬中医药文化的重要保障。若要建立一支既懂中医药文化，又懂媒介技术的中医药文化传播队伍，必须重视传播者的专业素养、新闻敏感性、价值意识和创新意识，要努力培养出一批在行业内有发言权的"意见领袖"，大力鼓舞他们学习媒体技术，提高中医药文化传播的业务水平，增强运用各种媒介传播中医药文化的能力，并积极发挥"意见领袖"的舆论引导作用，利用行业准则来明确其权利和义务，制定相应的奖励措施，鼓励其尽心竭力传播中医药文化。并且要深度整合中医药文化资源和媒介资源，打造融媒体传播矩阵，助力中医药文化及时高效地传播给目标人群。

中医药文化源远流长、奥秘无穷。但是中医发展流传下来的医学术语和知识体系，对于现代人而言，好比一条难以逾越的鸿沟，阅读理解上存在障碍。因为流传下来的中医经典大多数是文言文，公众对其理解起来有一定的难度，不仅需要深厚文言文功底，而且还要具备不凡的中医药文化底蕴。只有这样，当面对此类经典著作时，才能正确地理解中医信息所体现的语境，从而准确地"翻译"。中医药文化是丰富的，传播者通过媒介进行传播时，一定不要让枯燥的报道、术语、数据剥夺了文化的魅力。由于中医药文化信息的需求者是社会大众，因此在做到信息传达准确的前提下，要力求语言通俗易懂、形象具体、贴近生活，并且使受众可以轻松理解，达到寓教于乐的效果。

中医药文化传播者在进行中医信息传播时，要结合媒体语境，学会以"对话"的方式讲述中医药文化，并且在深刻理解中医药文化的基础上，用现代人乐于表达的语言方式，对深涩的"学术方言"进行二次创作。中医从业人员不应只停留在学习经典的层面上，也应努力尝试着去讲经典。由于每个人文化背景的不同，对中医基础理论的理解能力也有所不同。要想增强这种理解能力，就要主动了解传统文化，挖掘传统文化深层内涵，这是加强中医药文化理解的突破点。另外，在中医药文化的传播过程中，也要谨慎小心，要防止人文属性和科学属性失衡，积极寻找适应融媒时代下中医科学内核的现代表现方式，科学阐释中医内涵，以提升公众中医药文化素养为长远目的。

三、开拓"中医+"文化传播方式

中医药文化传播的经典方式是将中医信息从此处复制粘贴到彼处，但这种方式会使受众产生中医读物枯燥乏味、千篇一律的感觉。传播主体应该以受众的需求为目标，利用媒介融合的优势，创造更多让受众喜欢的、新的中医药文化传播方式，制作出通俗易懂、耐人寻味又映射现实生活的中医药文化作品，并与时俱进，调整传播策略，充分发挥融媒体的优势，打造出严肃且不失活泼的多元化传播机制。总而言之，创新中医药文化的传播方式是中医药文化常青的必经之路。对于如何创新的问题，理应顺应"互联网＋"的潮流，让中医药文化实现"中医＋"的传播。比如，中医＋动漫、中医＋影视剧、中医＋小说、中医＋游戏等，这些都能引发公众对中医药文化的兴趣，让中医药文化的传播在潜移默化中得到实现。山东中医药大学健康学院大四学生张云（化名）在访谈中说道："我平常比较喜欢看电视剧、电影，我看那些剧情也经常出现中药铺、郎中之类的，将中医药文化放在剧情里去传播，我觉得既不枯燥，又容易被人们记住。并且我觉得像《大宅门》《神医喜来乐》《本草中国》这些节目以中医药文化为线索去叙事，其实真的很吸引人。"作为国内多平台、跨媒体播出的首部中医药题材纪录片《本草中国》以探寻道地药材、还原炮制技艺、点拨医药原理为要义，闪耀着古老医学光芒，一遍又一遍地讲述着"生命的圆满"，掀起了继《舌尖上的中国》之后又一轮文化纪录片热潮。《本草中国》有6集内容，以"时间""年华""双面""境界""相遇""根脉"为主题，配上优美的解说词，让本草文化韵味全开。例如，关于"双面"主题的解说词：本草以"药食同源""生熟异治""毒与解毒""双向调节"的功效，开启了千变万化的生命空间。而在与本草相伴的光阴里，人们也在观察它、享用它、转化它，不断获得更高的生存智慧。通过解说词，可以感知到中医药文化的魅力，中医药文化得以薪火相传，诉说着生命的奥义。几百年前，以"中医＋小说"为传播方式的四大名著之一《红楼梦》就将中医药文化的博大精深展露无遗。在《红楼梦》第五十三回中，一次晴雯伤风未愈，给贾宝玉补雀裘，一夜劳神过度，脉现虚浮微数，王太医判断为"敢是吃多了饮食？不然就是劳了神思"。作者在小说中穿插了中医药文化知识，对后世影响可谓深远，而这种传播方式，经过了几百年的时间，依然让人记忆深刻。

对于"中医＋影视剧"的传播方式，我国也有所尝试。在电视剧方面，涉及中医内容的有《大宅门》《皇朝太医》《大清药王》《神医喜来乐》《本草药王》《玉井传奇》《神医大道公》《错恨》《刁蛮俏御医》《大国医》等；在电影方面，跟中医有关的有《李时珍》《华佗与曹操》《苍生大医》《医痴叶天士》《精诚大医》《正骨》《河南中医1958》等。中医元素融入影视剧中，达到寓教于乐的效果，中医药文化轻松得到传播，受众也会增加对中医药文化的喜爱。

四、研发"人工智能中医"大数据平台

近年来，中医科研单位进行了中医大数据的研究并启动了大数据库的建设，已从古代医籍、现代文献与临床病历数据化入手进行研究，形成了符合现代大数据分析意义的疑难病案数据、诊疗思路数据、临床经验数据、患者长期跟踪数据、就医选择数据、中医医疗机构满意度检测数据等中医药大数据系统和云计算系统，更待在此基础上研发中医临床象思维辅助诊疗系统。于是"人工智能中医"被提上议程，以待来日为中医药文化的发展锦上添花。

在融媒体背景下，中医药文化发展的关键点在于走出农业社会思维而实现信息化。也可以这样理解，中医的现代化就是中医的信息化、大数据化和人工智能化。"人工智能中医"必将成为未来中医现代化发展的一个重要方向。"人工智能中医"将中医医疗服务的全过程进行数字化，有利于全面实现临床信息资源的交换、共享、互联、互通和互操作。以下平台将有望共同形成智能化的大数据群。

一是基础数据平台。建立中西医信息共享数据平台、中医患者移动终端的信息采集与监护预警数据平台、患者健康与发病预测数据平台、疑难诊疗数据平台、中医临床服务数据平台、就医选择数据平台、中医医疗机构满意度监测数据平台等。二是数据交流平台。建立中医临床医患信息交流平台、中医数据的可视化方法、中医大数据的深度整合方法、中医社交媒体中健康信息传播模型等。三是临床决策平台。形成基于大数据信息采集、实时连接的"中医诊疗系统"，利用计算机模拟中医临床名家的思维活动和决策过程，处理各种复杂的病情。比如，中医疑难杂症预防措施优选、患者个性化养生康复方式优选、中医不良反应警示等。四是科研数据平台。在中医药的科研中，将大数据用于中医药学术研究和临床经验总结，对患者的信息进行收集、管理，分析病症的治愈率、有效率及病情变化的数据。特别是对个案评价，有望通过大数据的应用而获得重大突破。

五、提升受众媒介素养和科学素养

媒介素养是指公众获取、理解和利用媒介传输信息的能力，而科学素养是指公众对科学知识、方法和精神的驾驭能力。受众应提高自身的媒介素养和科学素养，善于从良莠不齐、纷繁复杂的信息中获取真实、有效的信息。受众通过收集媒体中的中医知识，进行对比、筛选，可以增强自身辨别信息的能力。

首先，中医药文化发挥良好的社会教育功能的前提是受众有足够优秀的中医药文化素养，只有受众在对中医理论、思想、方法形成正确认识的基础上，对中医药文化信息保持科学冷静的思考，中医药文化的传播才会变得有意义。因此，中医药文化在

媒体传播的过程中，应主动增加中医基础理论知识的传播，夯实受众的中医基础理论知识，"九层之台，起于累土"，在日积月累中，受众的文化素养便会提升。在面对融媒体时代海量的信息时，受众才会以"火眼金睛"之技能对获取的知识进行分析辨别，取其精华，去其糟粕，辩证地接受信息，对自身严格把关。

其次，融媒体时代的受众兼具"传""受"双方的特性，因而当受众扮演传播者角色时，应时刻以社会责任和道德来警示自身。网络虽然开放，但自由是相对的，网络上的一切违法违规行为都会受到法律的约束和道德的批判，受众应清醒认识到负面言行的传播对自身和社会造成的影响，要努力提升自我、约束自我、严于律己，不信谣、不传谣、不造谣，做到客观、理智、公正。受众在传播过程中也可以监督其他传播者的行为，举报违法信息，做网络空间的呵护者和净化者。

参考文献

[1] 邱海龙，周桂生．新时代高等中医药院校"双创"型人才培养策略研究[J]．江苏科技信息，2021，38（28）：52-54．

[2] 张旭超．基于课程和教学维度思考树立中医药文化自信[J]．中国中医药现代远程教育，2021，19（17）：21-23．

[3] 朱燕．再谈中医药文化自信[J]．中国中医药现代远程教育，2021，19（17）：192-194．

[4] 汤紫晶，周晓青，于志红．中医药文化自信融入中医学子医德教育的路径[J]．中医药管理杂志，2021，29（15）：28-29．

[5] 石慧．大学生中医药文化自信力培养的问题与对策[J]．中国中医药现代远程教育，2021，19（13）：165-168．

[6] 李亚妮．浅谈中医药文化自信背景下外向型人才的培养[J]．西部学刊，2021（12）：72-74．

[7] 李善良，马远征，林国彪．浅谈当代中医院校大学生文化自信的建立：以广西中医药大学为例[J]．科教文汇（中旬刊），2021（04）：116-117．

[8] 张书河，曹越，王萧，等．中医药文化自信指数研究[J]．中医药导报，2021，27（03）：219-222．

[9] 徐翔．中医药文化与高校思想政治教育深度融合的策略研究：以山西中医药大学中医药文化自信教育为例[J]．山西高等学校社会科学学报，2021，33（02）：65-70．

[10] 侯秀娟，吕晓洁．中医药专业学生文化自信培育路径研究[J]．中国医学伦理学，2021，34（03）：384-389．

[11] 刘国伟，徐萍．基于文化自信的中医跨文化传播体系构建设想[J]．中医临床研究，2021，13（03）：129-130．

[12] 王法琴，朱如梅．文化自信视野下中药炮制技术传承与发展路径研究[J]．亚太传统医药，2020，16（09）：15-17．

[13] 覃文慧，韦少宣，郝二伟，等．中医药文化自信融入《中药学》教学的践行路径探析[J]．

教育现代化，2020，7（52）：163-166.

[14] 卫培峰，罗文佳，王丽平，等.新时代下基于"文化自信"的中医药文化传承与发展[J].
　　 教育教学论坛，2020（24）：103-104.

[15] 陈如刚.中医市场化与国际化的挑战：从中医互联网平台到中医药文化空间
　　 [C]//2017世界中医药科学家中关村高峰（春季）论坛论文选集.[出版者不详]，
　　 2017：69，178-180.

[16] 唐禄俊.中医药文化核心价值的践行研究[D].北京：北京中医药大学，2020.

[17] 刁丽霞.中医药文化融入小学生思想政治教育的对策研究：以成都市四所小学为
　　 例[D].成都：成都中医药大学，2020.

[18] 周文平.我国优秀传统文化在中医药文化建设中的作用及其实现路径[D].石家庄：
　　 河北师范大学，2015.

[19] 毛嘉陵.中国中医药文化发展报告[M].北京：社会科学文献出版社，2020.

[20] 关雪峰.论中医"四明"文化观[M].沈阳：辽宁人民出版社，2019.

[21] 张宗明.传承中医药文化基因：中医药文化专家访谈录[M].北京：中国医药科技
　　 出版社，2014.